LETTRES MÉDICALES

SUR

VICHY

PAR

M. DURAND FARDEL

D. M. P.

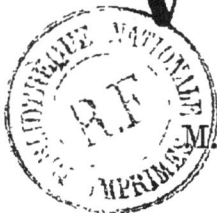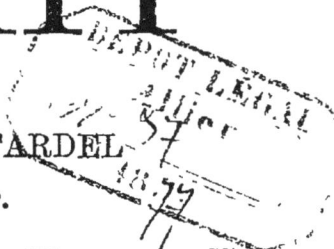

Médecin inspecteur des sources d'Hauterive, à Vichy.
Président honoraire de la Société d'hydrologie
médicale de Paris, etc.

QUATRIÈME ÉDITION

PARIS

CHEZ GERMER BAILLIÈRE

17, Rue de l'Ecole de Médecine, 17,

ET CHEZ ASSELIN,

Place de l'Ecole de Médecine.

LONDRES	**MADRID**
H. BAILLIÈRE, 219, Regent street	Ch. BAILLY-BAILLIÈRE.

NEW-YORK, Ch. BAILLIÈRE.

1877

LETTRES MÉDICALES

SUR

VICHY

LETTRES MÉDICALES

SUR

VICHY

PAR

M. DURAND FARDEL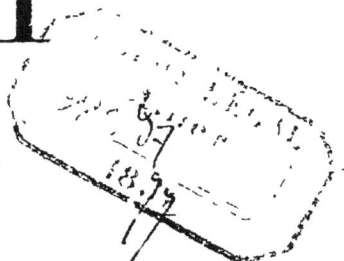

D. M. P.

Médecin inspecteur des sources d'Hauterive, à Vichy,
Président honoraire de la Société d'hydrologie
médicale de Paris, etc.

QUATRIÈME ÉDITION

PARIS

CHEZ GERMER BAILLIÈRE

17, Rue de l'Ecole de Médecine, 17,

ET CHEZ ASSELIN,

Place de l'Ecole de Médecine.

LONDRES | **MADRID**
H. BAILLIÈRE, 219, Regent street | Ch. BAILLY-BAILLIÈRE,
NEW-YORK, Ch. BAILLIÈRE.

1877

LETTRE PREMIÈRE

TOPOGRAPHIE

Topographie de Vichy. — Conditions hygiéniques. — Aperçus géologiques. — Origine des eaux. Proportion des substances salines rejetées au dehors. — Dépôts des eaux minérales.

Vichy est situé sur la rive droite de l'Allier, au bord même de la rivière, dans un site agréable, mais un peu encaissé entre des collines vertes et de moyenne élévation, et ouvert dans la direction du S.-E. au N.-O., suivant le cours de l'Allier. Le climat y est tempéré, à peu de chose près semblable à celui de Paris ; le voisinage des montagnes de l'Auvergne (le Puy-de-Dôme n'est qu'à 48 kilomètres de Vichy) y rend les orages fréquents et tenaces, et rassemble souvent d'épais brouillards dans les matinées d'automne. Il y a peu de causes locales d'insalubrité : la plage de l'Allier, souvent découverte par les eaux, que grossissent les moindres pluies, est toute formée de sable et de cailloux roulés, sans la moindre trace de limon ; la rivière du Sichon, située au-dessous de la ville, borde des prairies qu'elle sert à inonder ; les habitants des moulins et des fabriques qui en garnissent les bords sont très-sujets aux fièvres intermittentes : mais Vichy même, par sa situation, se trouve à l'abri de cette fâcheuse influence.

D'immenses travaux exécutés depuis plusieurs

années, et dont la plupart sont dus à la munificence impériale, l'endiguement de l'Allier, qui est venu étendre les pelouses et les eaux d'un parc anglais à la place des sables mouvants du fleuve, les boulevards qui entourent la cité, les voies élargies qui la traversent, les allures d'une grande ville remplaçant les habitudes d'un village, des eaux abondantes, dont l'installation grandiose ne laisse rien à envier, tout cela est venu, en quelques années, faire du Vichy où s'écrivait la première édition de ce livre un séjour nouveau où l'hygiène, le bien-être et l'élégance trouvent une égale satisfaction.

Bien que la population du pays soit assez chétive, il ne paraît pas régner ici ni d'endémies particulières, ni même habituellement de constitutions fâcheuses très-déterminées. On observe communément des diarrhées à l'automne et des affections catarrhales l'hiver, mais rarement avec des caractères particuliers de gravité, et nos confrères de la localité affirment que la fièvre typhoïde y est peu fréquente.

On n'y rencontre de fièvres intermittentes que chez les individus qui s'exposent, sans précautions hygiéniques, à l'abaissement de température et aux brouillards de l'automne. Je n'en ai jamais observé chez les personnes étrangères à la localité et qui prennent plus de soin d'elles-mêmes.

Voici l'idée que l'on doit se faire de l'hydrologie de Vichy.

Un vaste bassin, situé en partie sous les roches porphyriques qui font la base du terrain tertiaire de la vallée de l'Allier, et en partie dans les assises inférieures de ce même terrain, et renfermant des eaux d'une température élevée et d'une composition uniforme, s'étend, nous voulons seulement parler de ses manifestations les plus rapprochées de nous, des montagnes de l'Auvergne à l'entrée du Bourbonnais, en suivant les plaines de la Limagne et le cours de l'Allier, c'est-à-dire l'emplacement primitif d'un lac immense, lac d'eau douce dont les limites anciennes sont assez difficiles à préciser, mais dont les traces se retrouvent dans toute la contrée dont nous parlons.

Aujourd'hui, par toute cette vallée riante et productive, l'eau, minéralisée dans les profondeurs de la terre, se fait jour sur les deux rives de l'Allier, dans le lit même de la rivière, par une infinité de sources naturelles, qui se rencontrent tantôt à peine perceptibles, au bord d'un chemin, au milieu d'une prairie, tantôt coulant à flots, comme à Vichy; offrant dans quelques points, comme à Saint-Alyre en Auvergne, comme aux Célestins à Vichy, d'énormes dépôts, des rochers tout entiers, en témoignage de l'incroyable abondance avec laquelle, en des temps reculés, elles se précipitaient à la surface du sol.

Eh bien! toutes ces sources, naturelles ou artificielles, c'est-à-dire obtenues récemment par des forages artésiens, présentent la même composition: prédominance d'acide carbonique et de soude, puis acides sulfurique, chlorhydrique, sulfhydrique, chaux et magnésie, et traces de fer; le tout, chose remarquable, en des proportions presque identiques. Elles varient seulement, ces sources multiples, en tempé-

rature, suivant sans doute le trajet qu'elles auront
parcouru dans des couches refroidies du sol, et aussi
par la prépondérance relative de quelques produits,
tels que le fer, le soufre, ou la matière organique,
suivant la nature des terrains qu'elles auront par-
courus.

Nous n'avons pas à étendre cette étude au-delà
de Vichy même et de quelques accessoires intéressants, tels que Hauterive, Saint-Yorre, Vaisse, etc.;
mais nous devions signaler la richesse de ce pays,
dans une aussi grande étendue, en produits identiques, à ce point que, partout où l'on fore un puits
artésien, on trouve de l'*eau de Vichy*, remarquable
en même temps en ce que les sources les plus
éloignées nous offrent une composition générale
identique, et que les sources les plus rapprochées
présentent, dans leurs applications médicales, des
particularités dont on trouve ou non l'explication
dans quelque particularité chimique.

« Partout où l'on a sondé, dit M. Dufrénois,
inspecteur général des mines, dans un rapport
(inédit) adressé en 1852 au ministre de l'agricul-
ture et du commerce sur le régime des eaux de
Vichy, partout où l'on a sondé dans une étendue
d'environ 10 kilomètres autour des sources de
Vichy, on a trouvé des sources alcalines gazeuses
analogues à celles de Vichy. Il y a donc dans ce
bassin une quantité d'eau minérale considérable.
Les sondages ont appris que ces différentes sources
sortent toutes du terrain d'alluvion qui couvre la
vallée de l'Allier; ils ont été arrêtés à une couche

argileuse rougeâtre, paraissant régner partout au même niveau et divisant le terrain d'alluvion en deux parties. La sonde, après avoir traversé cette couche, a en effet constamment rapporté des sables analogues à ceux de la partie supérieure. On peut donc considérer le terrain d'alluvion situé au-dessous de la couche argileuse, comme formant une espèce d'éponge qui reçoit les eaux minérales de la cheminée d'ascension et les transmet à la surface, soit par des puits artésiens naturels, comme le *Puits-Carré*, soit par les ouvertures tubulaires qu'on pratique dans sa masse au moyen des forages.

« Cette disposition des eaux minérales de Vichy diffère essentiellement de celle des eaux minérales des pays de montagnes, notamment des Alpes, des Pyrénées, du Mont-Dore, des Vosges. Celles-ci sortent directement des roches cristallines ; on peut, par conséquent, par des galeries souterraines, en général de peu d'étendue, arriver à leur origine, cerner les divers filets par des bétonages convenablement disposés, les réunir et les capter.

« Nul doute que les eaux de Vichy ne présentent une disposition analogue, qu'elles ne soient amenées, des profondeurs d'où elles proviennent, par une cheminée traversant les terrains cristallins qui dominent Vichy ; mais cette cheminée, au lieu de déboucher sur les pentes des montagnes voisines, a son orifice au fond de la vallée : elle verse ses eaux dans le terrain d'alluvion qui la recouvre, et dont l'épaisseur, d'après certains sondages, est supérieure à 150 mètres. On ne peut donc suivre à Vichy les méthodes de recherche et de captage qui ont si bien réussi dans d'autres localités.

« Le peu de cohérence des éléments du terrain d'alluvion commande, en outre, de n'entreprendre de travaux sur les sources qu'avec une grande circonspection : des mouvements trop brusques, qu'on opérerait dans la partie de la cheminée qui traverse ce terrain, pourraient en dégrader les parois et l'obstruer avec ses propres débris. On doit ajouter que le terrain d'alluvion, composé de grains de sable mélangés avec de l'argile ocreuse, est poreux, et que l'eau y circule avec facilité dans toutes les directions...... »

M. Bouquet, à qui l'on doit le travail analytique le plus complet que nous possédions sur les eaux de Vichy, considère les sources de Vichy comme le centre véritable de cet immense foyer, d'où jaillissent incessamment des eaux chaudes, tenant en dissolution des composés salins que nous énumérerons tout à l'heure, sortant des porphyres ou des roches volcaniques et basaltiques, et s'épanchant dans les assises inférieures du terrain tertiaire, pour constituer ainsi, par des canaux multiples, le bassin hydrologique de Vichy.

« Il n'est pas douteux d'ailleurs, ajoute-t-il, que ces eaux thermales n'aient leur point de départ au-dessous du terrain lacustre et ne soient réellement de *formation* géologique, comme les roches cristallisées auxquelles elles paraissent réellement subordonnées ; elles ne prennent presque rien aux couches argileuses ou calcaires supérieures, et y forment au contraire un dépôt concrétionné, s'isolant ainsi par un canal à parois solides, empruntées à leur propre substance. Il n'est d'ailleurs pas moins digne de remarque qu'après avoir traversé les porphyres, elles apportent au jour quinze ou vingt fois plus de soude que de potasse, tandis que, dans la composition de ces roches cristallisées, le poids de cette dernière est au moins égal au quart de celui de la soude. »

La proportion des substances salines extraites de l'intérieur de la terre par l'ensemble des eaux minérales du bassin de Vichy étonne l'imagination. Elle est évaluée, par M. Bouquet, à 5.102 kilogr. par 24 heures, soit 1,861,230 kilogr. par année. Les rivières voisines, et notamment l'Allier, reçoivent la presque totalité de ces substances salines ; seul, l'acide carbonique provenant de la décomposition des bicarbonates, ou dissous à l'état de liberté par les eaux, se répand dans l'atmosphère et va au loin alimenter la végétation.

« L'origine géologique de ces eaux minérales, ajoute ce savant chimiste que l'on ne saurait trop citer dès qu'il s'agit de la constitution chimique de Vichy et de ses environs, explique suffisamment la remarquable permanence de leur composition chimique ; cette permanence, toutefois, ne peut pas être éternelle : intimement liée à l'existence des phénomènes qui en sont les causes premières, elle doit varier avec leur intensité. On doit donc s'attendre à voir, dans l'avenir, la température et la minéralisation des sources de Vichy décroître lentement ; mais, sans prétendre prévoir ici l'époque à laquelle elles

cesseront de jaillir ou ne donneront plus que des eaux,
douces, on peut hardiment affirmer que de pareils
changements exigeront une suite de siècles comparable aux périodes géologiques, et que, par conséquent, des milliers d'années s'écouleront encore avant
que des modifications profondes ou même des changements appréciables se manifestent dans la constitution chimique ainsi que dans la température
de ces eaux minérales. »

M. Bouquet a fait encore une étude intéressante
des dépôts que les eaux minérales de Vichy laissent
dans les parties meubles du sol en les traversant,
dans les tuyaux qui servent à les conduire, et dont
un immense échantillon se redresse, sous nos yeux,
au-dessus de la source des Célestins.

« Si le dégagement du gaz est rapide, dit-il, le
dépôt est plus ou moins incohérent ; il est, au contraire, dur et cristallisé quand le dégagement est
gêné par quelque obstacle. C'est à cette dernière
circonstance qu'il faut très-probablement attribuer
l'origine des dépôts dont on a souvent constaté l'existence autour des sources. L'un d'eux a formé autour
du *Puits-Carré* une couche toute récente d'un tra-
vertin aragonitique, qui ne diffère en rien de celui
des *Célestins;* un second banc, tout-à-fait semblable, est encore en place et fait marche d'escalier
dans l'établissement de bains de l'Hôpital; enfin,
les fouilles exécutées dans ces dernières années,
autour des sources minérales, ont mis à découvert
de larges empâtements d'un dépôt calcaire, amorphe
et bitumeux à la fontaine *Lucas,* cristallisé à la

Grande-Grille, renfermant l'un et l'autre une pro-portion notable d'argile et de sable évidemment empruntés au sol environnant. »

Les concrétions planes et de quelque étendue sont toujours horizontales : le rocher des Célestins frappe au contraire les yeux par sa situation verti-cale. « Il est cependant impossible, a fait remarquer un des plus savants géologues de l'Europe, Sir Roderick Murchison, en l'absence même des traces de rupture et de dislocation que l'on rencontre, d'imaginer que ces masses aragonitiques verticales aient pu se déposer ainsi depuis que la constitution géographique actuelle de la contrée s'est trouvée fixée et déterminée ; car leur sommet est aussi élevé que le sol peut l'être dans tout leur voisinage. Ces eaux eussent-elles été élevées comme par une sorte de *jet d'eau* à une pareille hauteur, que la nature elle-même eût été impuissante à ranger leur dépôt sous cette forme verticale, sur une longueur de 250 *yards* (1). » M. Bouquet pense que, origi-nairement déposée, comme toutes les autres, dans un terrain meuble, la roche des Célestins, déchaus-sée sans doute par l'action érosive des eaux pendant le creusement de la vallée, et ne se trouvant plus soutenue, a dû se rompre en basculant.

(1) Sir Roderick Impey Murchison, on the slaty rocks of the Sichon and on the origin of the mineral springs of Vichy *(from the Quarterly Journal of the geological Society of London,* 1851, vol. VII).

LETTRE II.

SOURCES.

Les Sources du bassin de Vichy. — Leur température. Leur composition chimique.

Si l'on néglige celles de Cusset, on trouve quatorze sources qui se rattachent directement au régime des eaux de Vichy : le Puits-Carré, le Puits-Chomel, la Grande-Grille, la source Lucas, l'Hôpital, les Célestins, la nouvelle source des Célestins, les sources de Saint-Yorre, la source Lardy ou de l'enclos des Célestins, la source du Parc ancienne source Brosson, de Mesdames, de Vaisse, d'Hauterive et Larbaud. Les huit premières sont naturelles, les six dernières ont été obtenues depuis peu par des forages artésiens (1).

La source la plus abondante, le *Puits-Carré*, uniquement employée pour les bains et les douches, m'a donné 45° (M. Bouquet ne lui en attribue que 44), et le *Puits-Chomel* 44. La *Grande-Grille*, qui ne nous avait jamais offert que 31-32°, s'est élevée, par suite de travaux qui en ont consi-

(1) Les sources suivantes ne coulent pas à Vichy même; nous en indiquerons la distance approximative :
Source de *Mesdames*, à trois kilomètres de Vichy;
Source de *Vaisse*, (intermittente), à un kilomètre;
Source d'*Hauterive*, à cinq kilomètres;
Source de *Saint-Yorre*, à six kilomètres;
Source *Larbaud*, à un kilomètre;

dérablement augmenté le volume, à 41°, retrouvant ainsi, par une circonstance inattendue, la température qu'elle avait présentée, il y a environ un siècle, à Lassone. L'*Hôpital* est à 30°,8 ; la source *Lucas* à 29°,2 ; le *Puits-Lardy* à 23°,6 et la source du Parc 22°,5 ; le puits intermittent de *Vaisse*, 27°8. Ces dernières sources, les plus chaudes de tous les forages artésiens, possèdent, on le voit, une thermalité relative.

Les eaux de Vichy renferment, comme toutes celles de ce genre, des principes volatils et des principes fixes.

. Les principes volatils sont, M. Bouquet n'y ayant retrouvé ni oxygène, ni azote, l'acide carbonique et l'hydrogène sulfuré. Les autres ne doivent même être considérées comme fixes que dans de certaines limites.

Une partie de l'acide carbonique, en excès dans l'eau minérale, se dégage dès que celle-ci apparaît à la surface du sol. C'est le bouillonnement de ce gaz qui, joint à la sensation de chaleur que procure une eau à 45°, émerveillait madame de Sévigné, laquelle voyait une rose trempée dans la source minérale conserver sa fraîcheur, alors qu'elle se flétrissait dans l'eau bouillante. Une fois l'excès de ce gaz disparu, au bout de peu d'instants, et l'on verra plus loin que cette première modification de l'eau minérale n'est pas sans importance, on n'aperçoit plus que quelques bulles très-fines se détacher du fond du verre. Mais l'eau conservée, même à l'abri du contact de l'air, il arrive par le

refroidissement et par un phénomène de décomposition spontanée qu'une autre partie de gaz, non
plus libre comme la première, mais combinée avec
les principes fixes, s'en sépare, et les moins solu-
bles de ces derniers, le fer en particulier, se précipi-
tent et se déposent sur les parois du récipient.
Aussi les eaux qui sortent du sol refroidies se
conservent-elles mieux que toutes les autres.

J'ai parlé d'hydrogène sulfuré parmi les principes
volatils des eaux de Vichy. Les analyses chimiques
n'en parlent pas, parce que ce gaz y existe en trop
faible quantité pour y être apprécié, ou plutôt
encore parce qu'il n'existe plus dans les eaux
transportées ; mais au sortir de terre, les sources
en dégagent. L'odorat ne permet pas de le méconnaître, les réactifs le décèlent. Les gaz de la
source du *Puits-Carré* noircissent en quelques
heures une solution d'acétate de plomb, et M. Bau-
drimont a constaté, après Prunelle, l'existence de
la *sulfuraire* autour de la source *Lucas*. Mais c'est
là un phénomène tout superficiel, et dû à la décomposition des sulfates au contact de l'air.

Mais ce sont surtout les principes fixes qui constituent la spécialité chimique des eaux de Vichy,
et d'abord le bicarbonate de soude, 5 grammes
environ par litre.

C'est à cette prédominance du bicarbonate de
soude qu'est due la médecine chimique qui a si
longtemps fleuri à Vichy, en dépit des préceptes
sensés et des règles d'exactitude qui dirigent
ailleurs la thérapeutique contemporaine, et en dépit

aussi des lumières que la chimie organique est venue répandre sur les obscurs phénomènes dont l'organisme est le théâtre. Séduit par la simplicité apparente, mais décevante, de quelques expériences de laboratoire qu'on s'est plu à reproduire en pensée dans le sein de nos organes, on n'a plus aperçu dans l'eau de Vichy que le bicarbonate de soude, qu'une solution alcaline, et l'on a appelé la médication par les eaux de Vichy une médication *fluidifiante* ou *dissolvante*.

Si l'on attachait toujours aux mots, qui ont pourtant été imaginés pour cela, toute la signification qu'ils comportent, il y aurait là de quoi faire fuir Vichy aux dix-neuf vingtièmes des malades qu'y attire l'espoir légitime d'y rétablir leur santé.

Il y a à Vichy un hôpital militaire qui reçoit à peu près exclusivement, officiers ou soldats, des malades provenant de notre armée d'Afrique. Les uns, après un court séjour qu'ils n'ont pu prolonger dans un tel climat sans en ressentir l'atteinte meurtrière, les autres, après un long temps qui n'a pas suffi à les acclimater, apportent ici les résultats de ce qu'on a appelé *cachexie africaine*. Diarrhée ou dysenterie, engorgement du foie ou de la rate, fièvres intermittentes ou actuelles ou passées, ces conditions pathologiques diverses laissent chez la plupart des traits identiques : teinte plombée de la face ou ictérique, bouffissure, anémie, enfin une apparence cachectique prononcée.

Qu'y a-t-il à *dissoudre* chez ces malades ?

Un tiers environ des malades, que des diverses

parties de la France les médecins envoient à Vichy,
sont affectés de dyspepsie, de gastralgie ou d'entérite
chronique.

Qu'y a-t-il à *fluidifier* chez eux ?

L'analyse, devenue classique, de Lonchamp, donne,
sur un litre d'eau de la *Grande-Grille*, environ 5 gr.
de carbonate de soude, et 1,50 gr. d'autres éléments ;
ces derniers sont : le muriate et le sulfate de soude,
environ 1/2 gr. chacun, puis des carbonates de
chaux, de magnésie, de la silice et des traces d'oxyde
de fer.

A quoi servent tous ces principes divers et chacun
d'entre eux ? Ils servent à faire de l'eau de Vichy.
Et encore, réunissez dans une bouteille tous ces
éléments, et parvenez à les dissoudre dans de semblables proportions, vous n'aurez pas de l'eau de
Vichy ; dussiez-vous y ajouter l'arsenic qui y existe
en assez grande proportion pour que les eaux de
Vichy doivent être rangées parmi les plus arsenicales
que l'on connaisse, l'iode, que l'on a eu plus de peine
à y retrouver, la strontiane, le brome et l'alumine
que M. O. Henri y avait annoncés, mais qui se sont
dissimulés à d'autres chimistes, le rhubidium et le
cœsium que les belles analyses spectrales de M. Gran-
deau ont fait découvrir dans ces eaux, et que cet habile chimiste a su en extraire en proportions considérables.

Il y a longtemps, du reste, que Chaptal a fait le
procès de toutes les eaux minérales artificielles. Mais
si les eaux minérales naturelles n'agissaient qu'en
vertu de principes dominants et opérant en vertus

de procédés chimiques connus, ce seraient précisément les eaux minérales artificielles qui l'emporteraient.

Avouons donc notre ignorance lorsqu'il s'agit d'apprécier le mode d'action des eaux minérales dans le traitement des maladies chroniques. Reconnaissons que chacun des principes qu'y décèle l'analyse chimique y joue son rôle nécessaire. Tâchons sans doute de pénétrer le plus avant possible dans la recherche des rapports qui approprient la médication au malade : mais de cette étude pleine de doutes et d'incertitudes à une systématisation absolue, il y a encore tout un monde à parcourir. Ne transformons pas, par des hypothèses ingénieuses peut-être, des essais louables d'abord, en affirmations imprudentes et en doctrines impossibles. Il est un terrain, plus solide, c'est l'observation des modifications subies par l'organisme sain ou malade, sous l'influence de la médication employée : tel est, après tout, le seul guide possible dans le choix et l'application du remède.

Les noms des principales sources de Vichy se sont assez vulgarisés pour que nous puissions entrer dans quelques détails sur chacune d'elles : il n'est point de médecin qui ne connaisse, de nom au moins, les sources de la *Grande-Grille*, de l'*Hôpital*, des *Célestins*, même les sources plus récentes de *Lardy* et d'*Hauterive*. J'en indiquerai les caractères les plus saillants, devant y revenir plus au long en parlant de leur mode d'administration aux malades.

La division que j'avais proposée, comme la plus

naturelle et la plus pratique, de ces différentes sources, est la suivante : sources simplement alcalines, sources alcalines et ferrugineuses, sources alcalines et sulfureuses. La faible proportion d'hydrogène sulfuré qu'exhalent quelques-unes de ces sources mérite-t-elle réellement cette dernière dénomination ? Mais je ne fais allusion ici qu'à des qualités relatives.

Les sources simplement alcalines sont celles de l'*Hôpital* et de la *Grande-Grille*, thermales, et celle des *Célestins*, froide.

Entre l'*Hôpital* et la *Grande-Grille*, l'analyse comparative des principes minéralisateurs n'établit aucune différence sensible : un peu plus de soude et de chaux dans la première que dans la seconde, quelques milligrammes, ceci ne nous apprend rien. La différence de leur température ne dépassait pas 4°, lorsque, par suite des travaux de captage qui y ont été opérés sous la direction de M. François, la température de la *Grande-Grille* s'est élevée à plus de 10° au-dessus de celle de l'*Hôpital*. On ne saurait dire que ses propriétés thérapeutiques en soient très-notablement modifiées. Cependant, il est des maladies, il est des constitutions aussi, auxquelles une eau aussi chaude cesse d'être convenablement applicable : il y a d'autres circonstances où il est au contraire avantageux de rencontrer une semblable température. Mais nous verrons plus loin que l'une et l'autre ont des applications propres, et dans lesquelles elles ne sauraient, pour beaucoup de cas au moins, se remplacer mutuellement.

Voici la différence la plus notable que nous constations : c'est que l'eau de l'*Hôpital* contient une quantité beaucoup plus considérable de matière organique.

L'eau des *Célestins* est froide, piquante, agréable au goût, et paraît contenir un peu plus de principes minéralisateurs que celle de la *Grande-Grille* et du *Puits-Carré,* mais un peu moins que les sources du *Parc,* d'*Hauterive* et *Lardy* (Bouquet). Ceci porte, du reste, sur d'assez faibles proportions pour qu'on n'y attache pas une grande importance.

Les sources ferrugineuses viennent ensuite : elles sont froides ou à peu près ; c'est la source de *Mesdames,* la source *Lardy* et la source "d'*Hauterive.* La source de *Mesdames,* amenée de 3 kilomètres sans aucune altération, et la source *Lardy* sont à Vichy même.

M. Bouquet a trouvé 19 milligrammes de protoxyde de fer) par litre d'eau, dans la première, 13 dans la source *Lardy,* 2 seulement dans les autres sources.

La source d'*Hauterive* renferme la proportion la plus élevée d'acide carbonique. Nous y reviendrons plus loin en parlant du choix à faire de l'eau de Vichy transportée. *Hauterive* est, à proprement parler, une source de Vichy, bien qu'elle en soit distante d'environ 5 kilomètres. Nous ferons remarquer que les seules sources de Vichy qui méritent le nom de ferrugineuses sont dues à des forages artésiens.

2

Les sources dites sulfureuses sont : la source *du Parc* et le *Puits-Chomel*.

Toutes ces sources sont faiblement, mais sensiblement hydrosulfurées. Une autre, la source *Lucas*, prenait, au temps où l'on nommait quelque chose par son nom, la dénomination de *source des Galeux*. Cette dénomination quelque peu brutale a sans doute une signification pratique ; cependant nous dirons plus loin que nous n'avons pas, pour nous même du moins, de raison de croire qu'on puisse tirer un grand parti de cette spécialité.

La source du *Parc* et le *Puits-Chomel* présentent des applications assez particulières, dont il sera question plus loin.

On trouvera, à la fin de ce volume, les tableaux analytiques de M. Bouquet. Ces tableaux doivent être désormais substitués à ceux de Lonchamps, considérés, jusqu'alors, à juste titre du reste, comme classiques.

LETTRE III.

L'ÉTABLISSEMENT THERMAL

L'ancien établissement thermal de Vichy et le nouveau. —
Jaugeage des Sources. — Bains et douches. — Les
citernes.

L'établissement thermal de Vichy avait été cons-
truit en 1829, dans la prévision d'avoir à fournir de
45 à 50,000 bains par saison, au maximum. En
1833, on n'en donnait encore que 19,000 ; ce nombre avait atteint 71,000 en 1850, et dépassé 100,000
en 1853.

La progression a continué, et l'on donnait déjà
199,196 bains et 23,521 douches en 1863.

Il ne sera pas sans intérêt de jeter un coup d'œil
sur l'installation qui permet de suffire à de telles
exigences.

Il n'existait, en 1853, que 92 baignoires au
grand établissement, 25 à l'hôpital, et 3 piscines,
dont 2, exclusivement consacrées à l'assistance, pouvaient recevoir de 25 à 30 malades chacune, et la
troisième de 12 à 15 seulement. C'est avec ce maté-
riel insuffisant qu'il avait fallu donner jusqu'à 1,600
bains dans une journée.

Dans la saison de 1854, l'établissement thermal
avait pu disposer de :

182 baignoires au Grand Etablissement ;
22 à l'Hôpital ;
24 consacrées à l'assistance, dont le service est désormais séparé.

———
228.

Ce chiffre, à raison de 9 bains par jour, entre cinq heures du matin et six heures du soir, permettrait de donner 2,052 bains par jour.

L'installation actuelle comprend :
Hôpital et Grand Etablissement compris :

1re classe.	154 baignoires
2e classe.	180 —
3e classe.	24 —
	358 baignoires.

Les appareils de douches de toutes sortes sont au nombre de 40. Chaque cabinet pour femme est en outre muni d'appareils pour douches vaginales.

Il faut ajouter la piscine de l'Hôpital, dans laquelle environ trente personnes peuvent successivement se baigner chaque jour, et celle du Grand Etablissement, dont les dimensions sont du double de la précédente.

Voici de quelles ressources en eau minérale dispose l'établissement thermal, pour alimenter un nombre aussi considérable de baignoires et d'appareils de douches.

Il y a longtemps déjà, c'était en 1850, que j'avais eu l'occasion d'exprimer, devant l'Académie impériale de médecine, que ce n'était pas l'eau minérale qui faisait défaut à Vichy, mais bien (à cette époque) l'existence de moyens suffisants de captage et d'aménagement des eaux.

On arrivait à peine, à cette époque, à donner 1,500 bains par jour, pendant une semaine au plus, et l'on répétait volontiers que l'eau minérale faisait défaut à Vichy. Et, chose difficile à croire, j'ai vu, à cette époque, des médecins considérables « envoyer des malades à Ems au lieu de Vichy, parce que l'eau minérale manquait à Vichy, » ce qui était aussi dépourvu de sens comme décision que comme pré- texte.

Aujourd'hui, les sources de Vichy ne fournissent pas une plus grande quantité d'eau qu'il y a quinze ans : elles permettent de donner plus du double de bains et de douches dans une même journée. Il est vrai qu'elles ont été l'objet de remarquables travaux d'aménagement, dont je vais entretenir le lecteur.

Je reproduirai ici le jaugeage officiel des sources, tel qu'il a été obtenu par M. François, en 1853, et qu'il m'a été communiqué par cet habile ingénieur en chef des mines :

Grande-Grille. . .	81,243 litres.
Puits-Carré. . . .	212,544
Puits-Lucas. . . .	105,000
Hôpital.	65,750
Source du Parc. . .	50,000
	514,537 litres.

Cette proportion d'eau minérale suffit pour ali- menter le service de 2,600 bains environ par jour, avec un nombre proportionnel de douches ; mais il arrive que, dans le mois de juillet, pendant une durée de temps qui ne dépasse guère de deux à trois semaines, le nombre des bains quotidiens dépasse ce chiffre et a atteint même jusqu'à 3,500.

Il fallait pourvoir à cette insuffisance. Pour cela, on a créé d'immenses citernes occluses, qui s'étendent sous toute la surface des bâtiments de la lingerie, de la forge et de l'exploitation des eaux, c'est-à-dire sur environ 112 mètres de longueur et 16 de largeur. Ces citernes, voûtées, construites en béton et enduites de ciment romain lisse, ont une hauteur moyenne de 3ᵐ 50 sous clé et contiennent environ 2,400 mètres cubes d'eau minérale ; construites en 1853, elles rappellent les magnifiques citernes antiques que l'on voit à Séville, à Philippeville ou à Carthage.

L'établissement thermal fonctionne tout l'hiver ; mais les machines à vapeur des bains ne commencent à s'allumer que vers le 5 ou le 10 mai : à ce moment, toute l'eau minérale des sources se reçoit dans les citernes, où elle prend son niveau. De là, elle est pompée et refoulée dans les réservoirs supérieurs de distribution ; le service emploie le nécessaire dans la journée, et le surplus est envoyé dans les *citernes occluses*, au moyen d'un tuyau d'écoulement.

L'entrée de ces dernières a été préalablement muré avec soin, de sorte qu'elles ne conservent d'autre communication avec l'extérieur qu'une issue ménagée, à la partie supérieure, à l'air que chasse incessamment l'eau minérale, introduite jusqu'à réplétion complète des citernes.

C'est généralement du 5 au 10 juillet qu'on commence à utiliser ces réserves. Un simple robinet-vanne est à ouvrir, et l'eau vient alors se mettre, suivant les besoins, en communication avec les bâches de recette libres, dans lesquelles l'eau des sources se rend de son côté directement; la vanne est refermée aussitôt que l'on a pris la quantité d'eau nécessaire pour l'excédant du service de chaque jour. Ces citernes se vident donc comme un siphon d'eau de Seltz ou l'étang de réserve d'un moulin. Un flotteur apparent dans la chambre des machines indique avec précision la hauteur de l'eau minérale dans les citernes.

Quelques établissements de bains secondaires ont été fondés par des particuliers, à Vichy même ou dans le voisinage, aux abords de sources minérales aussi importantes que les autres comme minéralisation, mais toutes froides ou à peine thermalisées. De semblables installations peuvent être fort utiles alors que la foule encombre Vichy, et il est fort à désirer qu'elles se multiplient et qu'elles prospèrent. Nous signalerons l'établissement de Cusset; un autre, installé depuis aux abords de la source Lardy.

Sous le rapport de l'installation balnéothératique, douches et engins de toutes sortes, Vichy n'a aujourd'hui rien à envier aux établissements thermaux les plus considérables et les plus complets.

Il a été satisfait ainsi à des besoins que j'exprimais de la manière suivante, à une époque où cette station laissait encore beaucoup à désirer sous ce rapport.

On a trop vécu jusqu'ici sur cette idée que les eaux minérales constituaient de véritables médicaments spécifiques qu'il suffisait d'introduire, par une voie quelconque, dans l'économie, généralement en plus grande proportion possible, pour en obtenir les effets attendus.

Il est loin d'en être ainsi. On peut établir, comme fait général, que l'action des eaux minérales dépend en grande partie de leurs modes d'administration, et que plus on multiplie. ces derniers, plus on ajoute à leurs propriétés thérapeutiques, plus on étend le champ des indications auxquelles les eaux peuvent satisfaire. Ceci est aussi vrai des eaux de Vichy, que leur composition chimique range au nombre des plus médicamenteuses, que de ces eaux salines dont le degré de saturation chimique paraît dépasser à peine celui de certaines eaux douces, et dont les propriétés thérapeutiques effectives semblent au premier abord devoir être artificiellement obtenues, plutôt qu'elles n'appartiendraient à la nature de l'eau thermale elle-même.

Pour nous donc, la valeur d'un établissement thermal se mesure surtout par la multiplicité des moyens mis à la disposition du médecin pour réaliser les indications qu'il poursuit. Ce n'est jamais sans étonnement que l'on considère le grand nombre d'affections morbides diverses qui trouvent dans l'emploi d'une même eau minérale des chances à peu près égales, ou de guérison, ou de ce degré d'amélioration qui, dans le plus grand nombre des maladies chroniques, est la seule guérison possible. Il ne faut pas que l'on s'imagine trouver toujours dans des conditions de diathèse, d'étiologie, de constitution

physiologique, une explication à ce fait surprenant.
Les malades auxquels les eaux de Vichy, par exemple, offrent les ressources les plus certaines et les
plus étendues, ne nous offrent-ils pas les types les
plus opposés, chez les graveleux à tempérament
sanguin ou constitution athlétique, les dyspeptiques,
chez qui le système nerveux paraît avoir revêtu une
prédominance exclusive, enfin chez les individus
atteints d'affections du foie, et qui multiplient sous
nos yeux toutes les formes du tempérament bilieux
et de la constitution hépatique ?

Comment applique-t-on un traitement, en apparence identique, à tant de conditions diverses ? C'est
en en modifiant le plus possible les modes d'application. La nature s'y est prêtée elle-même en four-
nissant, sur un espace restreint, le même médicament, sous une température froide, tiède ou élevée,
ici chargé de matière organique, là combiné avec
une quantité notable de fer, ailleurs dégageant une
certaine proportion d'hydrogène sulfuré. A ces ressources variées offertes par la nature, l'art en a bien
d'autres à ajouter : ainsi pour les bains, la durée, la
température, la proportion d'eau minérale ; pour
les douches, les infinies variétés de formes, d'intensité, de siége, etc., sous lesquelles elles peuvent
être usitées, et qui toutes répondent à une indication
spéciale, qu'il ne sera jamais indifférent de confondre
avec une autre.

LETTRE IV

USAGE INTERNE DES EAUX

L'usage de l'eau minérale doit être formulé comme celui de tout autre médicament. — Les différents modes d'administration des eaux peuvent être très-diversement tolérés par les malades. — Applications pratiques de chacune des sources de Vichy. — Aucune d'elles ne possède de propriétés spécifiques qui la distinguent des autres. — Des doses auxquelles il faut prendre les eaux.

Nous supposons qu'éclairés sur les deux principales sources d'indications qui peuvent déterminer l'emploi des eaux minérales, la composition chimique des eaux minérales elles-mêmes et les résultats généraux de l'expérience acquise, un médecin a conseillé l'administration du traitement thermal. Il n'a pas encore fait plus que s'il avait conseillé un traitement par les toniques, par les antispasmodiques, par les fondants. Il a donné une direction à suivre ; il reste à formuler le traitement.

Ce mot *formuler* n'est guère usité en thérapeutique thermale. C'est un tort, et les médecins eux-mêmes croient trop facilement avoir tout dit quand ils ont prescrit à un malade d'aller prendre les eaux à Vichy ou ailleurs. Il est vrai qu'ils s'en rapportent pour les détails aux médecins qu'ils savent chargés de l'administration des eaux. Mais ils suppléent volontiers de loin à cette intervention par

quelque vague indication : vous boirez de telle
source. Et le malade n'a même pas toujours besoin
d'encouragement pour se traiter à sa guise, et diriger lui-même son traitement. Ceci est matérielle-
ment possible, parce que les eaux minérales représentent un médicament ordinairement facile à tolérer
dans d'assez larges limites, mais n'est guère plus
raisonnable que s'il s'agissait de toute autre médication. Car, si on les considère à titre d'agent thérapeutique actif, et si l'on admet qu'elles introduisent
dans l'économie des principes considérables et doués
de propriétés certaines, quelle que soit l'idée que
l'on s'en fasse, on ne saurait disconvenir de l'importance qu'il doit y avoir à les administrer de telle
ou telle manière.

Lorsqu'un malade doit prendre les eaux de Vichy, il s'agit de déterminer d'abord s'il prendra ces
eaux en boisson et en bains, ou seulement sous
l'une de ces formes ; à quelle source et à quelle
dose l'eau sera prise, et à quels moments de la journée ; s'il devra faire usage de douches ascendantes
ou de douches à percussion ?

Nous allons suivre cet ordre dans l'exposé de ces
différents modes d'administration du traitement ;
mais on voit que la formule de ce traitement n'est
pas déjà si simple.

La très-grande majorité des malades doit prendre l'eau thermale à la fois en bains et en boisson.
Mais il en est chez qui l'un et l'autre de ces deux
modes d'administration des eaux est formellement
contre indiqué.

Les bains de Vichy sont contre indiqués à peu près dans les mêmes circonstances que les bains en général ; ainsi la disposition aux congestions ou aux affections cérébrales de toutes sortes, l'existence d'une maladie de cœur, et en général de toute espèce d'affection fonctionnelle ou organique des organes thoraciques, ne permettent guère d'en user prudemment. On peut en dire autant des anasarques considérables, des ascites, sauf le cas où l'épanchement séreux est manifestement le symptôme d'un engorgement du foie ou d'une tumeur, et encore ne faut-il procéder alors qu'avec une grande réserve. Les femmes enceintes, à qui on juge convenable de faire suivre un traitement thermal, ne sauraient encore prendre de bains sans une surveillance particulière. Il y a des goutteux qui demeurent incessamment ou pendant de longues périodes sous l'imminence d'une attaque de goutte. Il y a des gouttes vagues, errantes, mobiles, toujours prêtes à se porter d'un point vers un autre, menaçant à la fois les jointures et les viscères. Il faut redouter dans les cas de ce genre l'usage des bains qui, par leur action sur la peau, la susceptibilité qu'ils y développent, la facilité avec laquelle ils déterminent quelquefois une fluxion vers les appareils profonds, les vicissitudes extérieures, etc., peuvent n'être pas sans de graves inconvénients.

D'un autre côté, il est des malades qui doivent se contenter de l'usage des bains. J'ai vu des personnes qui, sans que l'état de l'estomac pût en rendre aucunement compte, ne pouvaient tolérer en aucune façon l'eau de Vichy prise à l'intérieur. Ceci se rencontre il est vrai très-rarement, mais il est des gastralgiques chez qui la moindre introduction d'eau minérale détermine l'exaspération des douleurs cardiaques. L'usage interne de l'eau minérale doit être généralement proscrit dans les diarrhées et les dysenteries chroniques, au moins pendant les premières périodes du traitement.

Mais, dans l'immense majorité des cas, l'eau de Vichy bien administrée est tolérée convenablement. Il faut donc savoir de quelle source on fera choix.

Nous commençons par poser en fait qu'il est impossible, de l'examen physique ou chimique de chacune des sources de Vichy, de déduire aucune sorte d'indication relative au choix à faire dans leur application thérapeutique. Nous ne saurions faire d'exception que pour celles qui renferment une proportion notable de fer ; car pour les principes essentiels aux eaux de Vichy, ils existent dans toutes les sources, comme nous l'avons vu, en proportions sensiblement identiques ; et quant aux différences de température, elles ne sauraient, par elles-mêmes, fournir de données très importantes.

Chacune des sources de Vichy offre-t-elle des propriétés particulières applicables à chacune des maladies que l'on traite spécialement dans ces eaux ? Si l'on s'en rapportait aux habitudes de la pratique, à Vichy, et à la réputation particulière des différentes sources, on serait tenté de répondre affirmativement. C'est ainsi que la source de l'*Hôpital* paraît dévolue aux affections de l'estomac, celle de la

Grande-Grille aux maladies du foie, celle des *Céles-tins* à la goutte et aux maladies des voies urinaires. Cette pratique a sans doute sa raison d'être ; mais si on y attachait une idée de spécificité propre-ment dite, de telle source pour tel ordre d'affections, on se tromperait beaucoup. On doit avoir habituel-lement beaucoup plus égard, pour le choix de la sour-ce, aux conditions générales du malade qu'à la nature de la maladie. Seulement, comme la plupart des ma-lades atteints d'une même affection se présentent dans des conditions générales assez semblables, il en résulte des indications analogues pour la majo-rité d'entre eux. Les détails dans lesquels nous allons entrer feront aisément comprendre la part qu'il faut faire, à ce sujet, à la nature de la maladie, à la constitution, au tempérament, aux habitudes du malade. Passons successivement chacune des sour-ces en revue.

L'eau de l'*Hôpital* est la moins excitante de tou-tes celles de Vichy. D'une température moyenne, d'une saveur douce, un peu fade, légérement nau-séeuse, pour quelques personnes, elle ne détermine ordinairement pas de chaleur à l'estomac, elle ne porte pas à la tête. Elle se trouve donc naturellement indiquée chez les individus affectés de dyspepsie, de gastralgie, d'entérite chronique, chez tous ceux enfin dont les organes digestifs affaiblis ou irritables réclament une médication locale aussi douce et aussi peu stimulante que possible. Elle n'est pas moins impérieusement indiquée, de quelque maladie qu'il s'agisse, chez les individus disposés aux congestions sanguines ou dont le système nerveux est vivement surexcité.

Mais on se lasse assez facilement de l'usage de cette source. Il arrive même souvent qu'elle ne semble pas stimuler l'estomac d'une manière suffisante ; alors elle paraît lourde, provoque des renvois, des nausées même. C'est à la proportion un peu considérable de matière organique qu'elle renferme, que Prunelle attribuait la difficulté que l'on éprouve quelquefois à la digérer. On la remplace quelquefois alors avantageusement par la *Grande-Grille,* mais surtout par le *Puits Lardy* ou la *Source de Mesdames,* c'est-à-dire par des eaux ferrugineuses.

La *Grande-Grille* est plus chaude, plus sapide, plus stimulante, plus facilement et plus rapidement digérée que l'*Hôpital.* Elle a la réputation de convenir surtout dans les maladies du foie. Ce qu'il y a de certain, c'est que, sans raison connue et chimiquement appréciable, elle paraît plus active et plus énergique que celle de l'*Hôpital.* Elle sera donc naturellement préférée toutes les fois que les organes digestifs n'offriront pas de complications réclamant l'eau de l'*Hôpital,* ce qui arrive le plus souvent dans les engorgements simples du foie et les calculs biliaires. Mais aussi nous l'avons vue rappeler immédiatement tous les accidents de la dyspepsie chez les malades qui en avaient obtenu la disparition par l'usage de l'*Hôpital.*

L'eau de la *Grande-Grille* sera également préférée chez les individus mous, lymphatiques ou très-débilités, comme dans la cachexie paludéenne ou africaine en particulier, et souvent alors associée à quelque source ferrugineuse. Elle convient surtout merveilleusement aux suites des maladies d'Afrique, de dysenterie spécialement.

De ces diverses applications des sources de Vichy, il résulte une physionomie toute particulière de leurs abords, et fort curieuse à observer pour le médecin qui, ignorant de leurs propriétés, cherche-rait à les deviner sur l'apparence des malades qui les fréquentent.

Autour de l'*Hôpital*, dont le bassin circulaire, recouvert d'une élégante coupole à jour, occupe le milieu d'une jolie place garnie de fleurs et ombragée de platanes, affluent des malades, jeunes pour la plu-part, maigres et pâles, à teint blafard et transpa-rent, quelquefois terne et terreux; leur démarche, souvent pénible et chancelante, est celle des gens épuisés, à moins qu'une sorte de surexcitation ner-veuse, d'activité artificielle ne les anime ; leur phy-sionomie est inquiète et mobile. On rencontre là beaucoup de jeunes femmes élégantes, des hommes portant sur leurs traits l'empreinte des veilles et du travail, comme les premières du monde et des plai-sirs ; la plupart des malades de l'Hôpital civil sont là, traînant une apparence languissante et cachecti-que. Il est facile de reconnaître, sur ces diverses physionomies, le cachet des maladies de l'appareil digestif; elles seules impriment un pareil caractère d'épuisement et d'énervation.

Autour de la *Grande-Grille*, la physionomie est toute autre ; on se croirait transporté au milieu

d'une population différente. Ce sont pour la plupart
des gens d'un âge mûr; ils se promènent gravement
sous les voûtes du vieux Vichy, du *Bâtiment du
Roi*, dont les vieilles pierres se retrouvent encore
à cet angle du moderne établissement thermal. Les
physionomies ont l'aspect méditatif et concentré,
sombre souvent, des maladies de l'appareil hépatique. Les teints reflètent toutes les nuances possibles
de l'ictère, depuis la teinte citrine jusqu'au vert
bronze le plus foncé. Le bistre du soleil d'Algérie
et les teintes blafardes de la cachexie africaine
que promènent les malades de l'hôpital militaire
impriment encore à ce coin de Vichy un caractère
tout particulier. Ici le nom des maladies est inscrit
sur les figures et facilite le diagnostic.

Les *Célestins* sont, dit-on, la source des goutteux
et des graveleux. Pourquoi ? Les raisons de cette
réputation de spécificité n'ont rien de médical.
Située à une certaine distance de l'établissement
thermal et des sources qui s'y groupent, la source
des *Célestins* coule au bord de l'Allier, au pied d'un
rocher perpendiculaire. Une rotonde couverte en
chaume abrite le buveur d'eau ; près de là, un bil-
lard, un petit salon de conversation ; devant lui
l'autre rive de l'Allier, toute verdoyante ; à droite,
le pont de Vichy, pittoresque comme tous les ponts
dans la campagne ; à gauche, des montagnes vertes,
bleues, azurées, suivant qu'elles s'étagent à l'horizon.
Là les graveleux et les goutteux surtout vont, par
une habitude promptement devenue traditionnelle,
s'installer le matin ; ils y trouvent cigares, journaux

et d'ailleurs nombreuse compagnie d'hommes à peu près exclusivement, et boivent, nous dirons tout à l'heūre comment. L'agrément du lieu, la fraîcheur, le goût piquant, agréable, de l'eau, une réunion de malades qui, par exception, n'engendrent pas la mélancolie, de malades portant la plupart tous les attributs de la plus brillante santé, tout cela sans doute entre pour beaucoup dans le rapport étroit qui s'est établi entre la goutte, la gravelle et la source des *Célestins*. Pour la plupart de ces malades, les *Célestins* seuls sont Vichy, et il est fort difficile de leur persuader qu'en faisant usage des eaux de l'*Hôpital* ou de la *Grande-Grille*, ils suivent réellement un traitement thermal.

Il est certainement tout naturel que la source des *Célestins* attire, comme les autres sources, une certaine spécialité de malades.

Mais l'eau des *Célestins* est éminemment stimulante et porte surtout son action excitante sur deux points, les organes urinaires et le cerveau. Elle n'offre donc aucun inconvénient dans les gravelles sans douleur et sans irritation rénale ou vésicale. Mais pour peu qu'il existe des douleurs un peu vives vers la région lombaire, et quelque disposition à la néphrite, ou de la sensibilité vers le col de la vessie, on est exposé à voir son usage exaspérer ces symptômes, déterminer des accidents de néphrite, de cystite, des hématuries, et forcer de suspendre et de cesser les eaux (1); c'est surtout dans les cas de

(1) L'eau des *Célestins*, écrivait Prunelle, fait souvent disparaître les coliques néphrétiques ; mais plus souvent elle les ramène.

cystite chronique, de catarrhe de vessie, de névrose vésicale, que nous n'avons presque jamais commencé le traitement par l'eau des *Célestins* sans avoir à le regretter. Mais lorsque, suivant les circonstances, on a mis en usage les eaux de l'*Hôpital*, de la *Grande-Grille* ou du *Puits-Lardy*, toujours à faible dose dans ces dernières affections, on peut alors, avec plus d'avantage et de sécurité, recourir à l'eau des *Célestins*.

Mais ce qui est plus important encore, c'est la facilité avec laquelle l'usage de cette source peut développer et favoriser la disposition aux congestions cérébrales. Nous pourrions citer beaucoup d'exemples à ce sujet.

Un des savants les plus distingués de l'Angleterre vint à Vichy, il y a cinq ans, atteint de ce que les Anglais appellent *gouting dyspepsy*, c'est-à-dire goutte vague, chronique, sans accès déterminés, avec légère déformation des doigts, sédiment urique abondant dans l'urine, et enfin un certain degré de dyspepsie. Sir R... avait la face colorée, finement injectée, se plaignait souvent de céphalalgie et d'étourdissements. Lui-même refusa de faire usage de bains, à cause de la facilité avec laquelle le sang lui portait à la tête. Je lui prescrivis l'eau de l'*Hôpital* à dose modérée ; mais se sentant goutteux, il lui fallait les *Célestins*, et ses instances furent telles qu'au bout de dix à douze jours, je lui en permis un verre, avec autorisation d'en prendre un second au bout de quelques jours. Dès le lendemain il en but trois. Un instant après ce troisième verre, il rentrait chez lui, chancelant comme un homme ivre, pris de vertiges, d'étourdissements, obligé de s'appuyer sur un bras, le teint animé, les conjectives injectées, les pieds froids. Du repos, des sinapismes, de l'eau de Sedlitz dissipèrent ces signes de congestion cérébrale. Quelques jours après, je lui conseillai de retourner à la fontaine de l'*Hôpital;* mais par une obstination assez commune, il alla boire un verre d'eau aux *Célestins*, un seul, et les mêmes accidents se reproduisirent. Faut-il ajouter que depuis lors il voulut bien s'en tenir à ma prescription première ?

Une pareille susceptibilité n'est sans doute pas ordinaire, cependant de tels exemples montrent combien il faut s'observer dans ces traitements en apparence si faciles. Un autre Monsieur de Paris, gras, mais d'une faible constitution, et ayant les organes digestifs dans un état d'atonie prononcée, vint à Vichy pour une goutte régulière, dont il ne portait pas les traces actuelles, et une gravelle d'acide urique considérable, rendant des graviers volumineux. Il crut pouvoir se passer de médecin, et s'en alla tout naturellement aux *Célestins*, boire de cinq à six verres d'eau par jour, sans prendre de bains. Aussitôt survinrent de la céphalalgie et des étourdissements, qui ne firent qu'augmenter pendant six jours qu'il suivit ce régime. Il vint alors me trouver, prêt à quitter Vichy. Je lui prescrivis, après quelques jours de repos, de l'eau de l'*Hôpital* et des bains. Rien de semblable ne se reproduisit plus. Du reste, les résultats du traitement ont été entièrement favorables dans le premier cas, et si, dans le second, la santé générale ne s'est pas améliorée, la gravelle a disparu, et la goutte a été fort atténuée. Je n'ai pas perdu de vue ces deux malades pendant plusieurs années consécutives.

J'ajouterai que le nombre des cas où, par des raisons de ce genre ou d'autres, j'ai vu des goutteux ou des graveleux suivre leur traitement à d'autres sources qu'aux *Célestins*, ou ne faire qu'un usage très-restreint de cette dernière, est considérable, et que je n'ai aperçu aucune différence dans les résultats obtenus.

Je n'insisterai pas sur le parti spécial que l'on peut tirer de la *source Lardy* ou de la *source de Mesdames*. Ces sources ferrugineuses sont surtout utiles aux enfants, aux femmes, à la suite de fièvres intermittentes, enfin dans tous les cas où les ferrugineux peuvent être indiqués. Elles conviennent presque toujours dans les dyspepsies, alors même qu'il ne paraît pas exister d'indication spéciale des ferrugineux.

Un mot encore sur la source *Chomel*, dont j'ai indiqué précédemment la température élevée et les propriétés spéciales. Cette eau renferme un peu d'hydrogène sulfuré qu'elle perd promptement, mais que l'on y rencontre si on la boit dès qu'elle est puisée. Cette source est peut-être moins excitante encore que celle de l'*Hôpital*, aussi convient-elle aux personnes très-délicates, très-susceptibles, à celles surtout dont l'appareil respiratoire présente quelque complication qui n'ait pas paru contre-indiquer formellement le traitement thermal; ainsi, enrouement, toux, dyspnée, palpitations, imminence de tubercules, catarrhe, etc.

Ce qu'il importe de bien comprendre, c'est que les appropriations diverses des sources de Vichy ont trait exclusivement à certaines conditions individuelles, indépendantes de l'état des organes et des maladies locales. Mais, si l'on considère l'action essentielle des eaux de Vichy, celle spécialement qui s'adresse à un état diathésique déterminé, ou encore leur action résolutive, toutes les sources doivent être considérées comme jouissant de propriétés identiques : ceci s'applique naturellement à la diathèse urique, goutte ou gravelle, et à ses nombreuses conséquences, manifestes ou latentes.

Après avoir choisi la source, il faut indiquer la quantité d'eau à boire. Ceci est moins difficile, mais non moins important. On rencontre à ce sujet des pratiques fort différentes. Les eaux de Vichy se prenaient, il y a quelques années, à des doses très-élevées. On procédait habituellement par huit ou dix verres par jour; de quinze à vingt étaient les doses habituelles; on atteignait quelquefois la trentaine, et des chiffres fabuleux pourraient encore être cités. Nous croyons que ces derniers n'ont jamais été consentis par aucun médecin, mais ils trouvaient une sorte d'encouragement dans la libéralité des prescriptions médicales. Aujourd'hui encore, de douze à quinze verres et même de vingt à vingt-cinq par jour, sont journellement absorbés par des goutteux, particulièrement à la source des *Célestins*, celle qui exige précisément la plus grande réserve. Un verre d'eau à Vichy représente en moyenne 220 grammes; douze verres, trois litres ou 15 grammes de bicarbonate de soude; vingt-quatre verres, six litres ou 30 grammes de ce sel.

Le moindre inconvénient de ces doses élevées serait d'être inutiles, car de pareilles proportions de substances minérales ne sauraient être introduites impunément dans l'économie, si elles ne devaient rencontrer des voies naturelles d'élimination. Aussi, même dans les cas d'abus le plus flagrant, n'observe-t-on guère à Vichy, ou à la suite du traitement de Vichy, de ces phénomènes de *cachexie alcaline* que Cullen avait signalés et que Magendie et Trousseau auraient rencontrés. Mais ces doses, trop élevées, fatiguent les voies digestives, l'appareil urinaire, y développent de l'irritation, exagèrent les symptômes des maladies existantes, disposent aux hypérémies actives, surexcitent à un haut degré le système nerveux cérébral et sympathique, et souvent occasionnent des accidents fébriles.

Si, à une époque qui n'est pas encore très-éloignée, les eaux de Vichy étaient méthodiquement prescrites à doses élevées par suite des doctrines déplorables qui régnaient alors, et dont la pratique se ressentait de la manière la plus fâcheuse, on paraît aujourd'hui disposé à mettre en honneur, d'une façon non moins méthodique, les *petites doses;* et peu s'en faut qu'on n'administre les Eaux de Vichy comme les Eaux-Bonnes, par cuillerées. Cette nouvelle manière de procéder est en apparence assez innocente ; mais ce n'est pas non plus sans de sérieux inconvénients que l'on réduirait à une pratique insignifiante une médication à laquelle il convient souvent d'imprimer une réelle activité.

Du reste, dans aucun cas, l'usage des grandes ou petites doses ne saurait être érigé en système. Il est entièrement subordonné aux indications personnelles, lesquelles se déduisent ou de l'état des organes, ou du système auquel on adresse la médication, ou de l'objet que celle-ci est destinée à remplir.

Si l'on a affaire à un estomac gastralgique et douloureux, il faut bien introduire l'eau minérale en très-faible proportion, car l'organe qui la reçoit directement se révolte aussitôt contre une dose excédant le moins du monde ce qu'il peut supporter. Si l'on a affaire à un organisme affaibli, sans réaction, il faut encore administrer les eaux à petite dose, car le système, inhabile à réagir vis-à-vis les principes minéralisateurs introduits, subirait de leur part une action plutôt toxique que médicamenteuse, et je ne doute pas que ce ne soit dans des cas de ce genre que Magendie et Trousseau ont trouvé de ces exemples de cachexie alcaline, véritables empoisonnements, dont bien d'autres observateurs ont pu rencontrer des exemples. Mais la médication elle-même n'est pas responsable des erreurs des médecins ni des sottises des malades. Il en est des Eaux de Vichy comme de la saignée, de l'émétique et de tant d'autres choses : utiles ou nuisibles suivant la manière dont on s'en sert.

LETTRE V.

LES BAINS ET DOUCHES

Importance du traitement externe, constitué par les bains
et les douches. — De la composition des bains de Vichy
et de la nécessité de les étendre avec l'eau douce. — De
la durée des bains. — Des douches et de leur mode d'action. — Douches résolutives ; douches révulsives. —
Douches ascendantes et leur indication.

Le traitement thermal externe comprend l'administration des bains et des douches. Je ne saurais
trop insister sur l'importance de cette partie du traitement thermal, et sur les ressources que la thérapeutique peut tirer du maniement intelligent et méthodique d'un agent qui, comme tous les autres,
doit surtout ses vertus à la manière dont on l'emploie.

J'ai déjà dit quelques mots, dans la lettre précédente, de l'usage général que l'on fait des bains à
Vichy et des contre-indications qui se présentent
quelquefois à leur usage. Le complément habituel
d'un traitement à Vichy est, en effet, un bain quoti-
dien d'une heure, à température moyenne de 31 à
34° c., avec l'eau minérale mélangée par moitié à
l'eau douce.

Ces bains déterminent en général un sentiment
de bien-être et de force qui les fait vivement apprécier par la plupart des malades. Mais il faut souvent

passer d'abord par un état de fatigue ou de courbature qui accompagne les premiers bains, pour se reproduire plus tard, après vingt, trente, quarante, suivant le cas, et qui rend nécessaire alors de les suspendre, ou indique la convenance de cesser le traitement. Cette action positivement *tonique* des bains de Vichy est fort digne de remarque, chez des individus dont aucun ne supporterait huit ou dix bains d'eau douce de suite sans tomber dans un état profond de faiblesse et de langueur, dont quelques-uns même ne peuvent tolérer ces derniers en aucune façon.

Les deux points importants de la pratique du bain de Vichy sont la composition et la durée du bain.

La composition ordinaire des bains est de moitié d'eau minérale et de moitié d'eau douce. Cette proportion, considérée comme terme moyen, est certainement la plus convenable. Il est difficile, quand on ne l'a pas observé soi-même, de se faire une idée des inconvénients qu'il peut y avoir à la dépasser, c'est-à-dire à ne pas soumettre à une direction méthodique la composition de ces bains.

Insomnie, agitation insupportable, phénomènes nerveux, céphalalgie, mouvement fébrile quelquefois, et surtout aggravation des symptômes douloureux, telles en sont les conséquences ordinaires. Cela n'arrive pas toujours pour un ou deux bains trop concentrés, mais ne manque presque jamais pour une série de bains semblables. Que de fois n'ai-je pas eu ainsi à combattre les accidents dont la cause m'échappait, jusqu'à ce que l'aveu, souvent provoqué, des malades, vînt à les révéler.

Il est utile d'insister sur ce sujet qui donne une idée de l'activité toute particulière d'un traitement, et surtout d'une des pratiques de ce traitement, que les malades, et quelquefois les médecins eux-mêmes, sont disposés à considérer trop légèrement. Les eaux minérales réellement efficaces, les eaux de Vichy par dessus toutes, sont un médicament qui doit se doser et s'administrer comme tous les autres, avec la même circonspection et la même méthode ; la seule différence est que l'un se dose par verres ou par litres, les autres par gouttes ou par grammes. Mais les principes de leur administration n'en doivent pas moins être scrupuleusement suivis.

Cependant cette proportion de moitié d'eau minérale n'est pas absolue. Elle est trop considérable pour un petit nombre de malades ; elle ne l'est pas assez pour quelques-uns, et il est bon quelquefois de la dépasser. Il serait donc utile que l'on pût doser dans les baignoires la proportion d'eau minérale, soit en graduant la baignoire elle-même, soit en y introduisant un tube gradué.

L'action stimulante des bains, dont nous venons de voir les effets se développer, quand ils contiennent une trop forte proportion d'eau minérale, est ressentie par quelques personnes, quelle que soit cette proportion, d'une manière très-vive et qui en rend quelquefois l'administration fort difficile. Cependant un moyen très-simple, l'addition de son ou d'amidon au bain lui-même, suffit souvent pour parer à cet inconvénient. Quelquefois les bains ne doivent être pris que tous les deux jours, ou interrompus à de plus longs intervalles.

En résumé, les bains de Vichy, tout mitigés qu'ils sont administrés, jouissent d'un degré d'activité très-remarquable. Lorsque les malades en traitement se sentent prématurément *fatigués* par les eaux, c'est-à-dire qu'ils cessent de les tolérer facilement, c'est presque toujours, et avec raison, les bains qu'ils en accusent. En effet, il suffit ordinairement, pour ramener l'équilibre, de les suspendre quelques jours sans interrompre l'usage interne des eaux.

Du reste, les bains de Vichy sont fournis par des sources différentes, dans deux établissements distincts; le *Puits-Carré*, avec la *Grande-Grille* et l'ensemble des sources voisines, alimente le grand établissement; et la source de l'*Hôpital* est consacrée à l'établissement de l'*Hôpital*.

L'eau de l'*Hôpital* n'a que 30° centigrades. Il faut donc y ajouter de l'eau chaude. Elle est sensiblement moins stimulante que celle du *Puits-Carré*. Cela tient-il à la plus grande proportion de matière organique qu'elle renferme? C'est au moins la seule différence de composition que nous puissions y signaler. Dans tous les cas, nous rencontrons tous les ans des malades qui ne supportent pas les bains du *Grand-Etablissement*, tandis qu'ils tolèrent parfaitement ceux de l'*Hôpital*. C'est là un fait d'observation acquis pour nous, mais dont l'importance ne dépasse pas le cercle de la pratique de Vichy:

Si la manière dont on prépare les bains à Vichy, l'eau minérale dont on fait choix, la proportion d'eau douce dont on la mélange, l'addition qu'on y peut faire, ou d'émollients pour la mitiger, ou d'agents médicamenteux particuliers, tels que le soufre et l'iode, présentent une importance quelquefois capitale pour l'issue du traitement thermal, il est une autre circonstance de l'administration de ces bains qui mérite également une grande attention, je veux parler de la durée qu'on leur donne.

La durée commune des bains à Vichy est d'une heure ; c'est la durée réglementaire. Quelquefois cependant il faut la réduire, comme je l'ai indiqué plus haut. Mais c'est fort rare. Les malades restent en général volontiers une heure dans leur bain. Le bien-être qui suit ordinairement ces derniers se ressent pendant leur durée, et comme ces bains se renouvellent quotidiennement pendant le cours du traitement, c'est-à-dire pendant vingt ou trente jours, il serait la plupart du temps superflu, il y aurait même des inconvénients à les prolonger davantage.

Cependant il est un bon nombre de cas où les bains prolongés se trouvent indiqués. Lorsque le bain est forcément l'unique moyen de traitement, lorsqu'on a à agir sur des lésions matérielles considérables, lorsqu'on a affaire aux propriétés résolutives des eaux de Vichy, lorsqu'on veut obtenir une modification aussi profonde que possible de l'organisme, on a besoin alors de prolonger la durée du bain.

Mais les bains de baignoire ne s'y prêtent pas : l'immobilité, l'ennui, l'engourdissement et la céphalalgie, qu'y déterminent toujours un trop long séjour, les vapeurs chargées d'acide carbonique qui s'en exhalent, l'espace restreint où l'on se trouve enfermé, tout cela fait qu'il est difficile de dépasser sans inconvénient ou sans danger une heure ou une heure et demie, au plus deux heures, dans un bain de baignoire.

La piscine seule convient aux bains prolongés, et il est à regretter que ce mode de balnéation n'existe encore à Vichy que sur une petite échelle.

Les douches n'ont pendant longtemps été employées à Vichy que d'une manière tout élémentaire. Les dispositions vicieuses des appareils, l'insuffisante quantité d'eau minérale dont il était permis de disposer, ne permettaient d'avoir recours à ce puissant moyen thérapeutique que dans des limites fort incomplètes. Il n'en est plus de même aujourd'hui.

L'établissement thermal de Vichy est muni d'appareils de douches en rapport avec l'importante médication qu'il a à desservir, et les médecins n'ont plus à craindre de se voir entravés, dans les traitements qu'ils dirigent, par des obstacles que leur plus grande bonne volonté ne leur permettait pas de surmonter.

Les douches bien administrées fournissent des ressources précieuses dans le traitement du plus grand nombre des maladies auxquelles les eaux de Vichy se trouvent applicables. J'en exposerai ici le résumé : lorsqu'un moyen thérapeutique répond à des indications aussi nettement définies que celui dont il est question, il importe que ces indications soient connues des médecins qui n'ont à en apprécier la valeur que de loin, comme de ceux qui ont à l'appliquer eux-mêmes.

Les douches se distinguent en douches à percussion et en douches ascendantes.

Les douches à percussion peuvent être divisées, suivant les indications auxquelles elles ont à satisfaire, en douches résolutives et en douches révulsives ; les premières appliquées le plus près, les secondes, au contraire, le plus loin possible du siége de la maladie. Ce n'est guère que le premier ordre d'indications qui ait été poursuivi jusqu'à présent dans la pratique de Vichy. Ce moyen thérapeutique doit trouver dans le second des applications non moins utiles.

Les douches résolutives ont pour objet d'aider à la résolution d'un engorgement ou d'un travail morbide quelconque, en développant un surcroît d'activité dans l'organe malade et dans les tissus environnants. On peut en comparer le mode d'action à un véritable massage. Telles sont les douches appliquées sur la région du foie et de la rate dans les engorgements de ces organes, sur les lombes et l'hypogastre dans les maladies de matrice, etc. Mais quels que soient les services qu'elles peuvent rendre, ils sont certainement subordonnés à l'action essentielle du traitement interne et balnéaire.

Il y a des personnes à qui une certaine excitabilité du système nerveux, ou bien une disposition

prononcée aux fluxions actives, rend assez difficile
de supporter les douches. La réaction qui suit les
douches à basse température, l'atmosphère que développent les douches chaudes, sont également mal
supportées par elles. Cependant les contre-indications aux douches à percussion peuvent à peu près
être réduites à l'existence de phénomènes douloureux. Ainsi l'engorgement du foie est très-souvent
accompagné d'une névralgie intercostale qu'il faut
distinguer de l'affection du foie lui-même, bien
qu'elle paraisse être sous sa dépendance. J'ai vu
souvent cette douleur névralgique s'exaspérer sous
l'influence des douches et contraindre à les interrompre. Le caractère essentiellement douloureux de
la lithiase biliaire (coliques hépatiques) et les formes
douloureuses contre-indiquent formellement les
douches.

C'est surtout dans les maladies de matrice que
leur emploi doit être soumis à une réserve extrême
et à de grandes précautions. Je ne parle pas ici des
tumeurs utérines et ovariques, au traitement desquelles les douches peuvent au contraire prendre
une part considérable, mais de la métrite chronique
et de ses variétés. Les symptômes utérins sont
exaspérés avec une grande facilité par les douches
lombaires et hypogastriques, et il est rarement pru-
dent même de les essayer. Il n'y a guère d'exception
à cela que lorsque tous les accidents névropathiques
ou fluxionnaires ont disparu, et lorsqu'on n'a plus
affaire qu'à un simple état de relâchement et d'a-
tonie.

Si les applications des douches résolutives sont restreintes, et souvent douteuses dans leurs résultats, nous n'en dirons pas autant des douches révulsives à l'usage et à l'utilité desquelles on doit assigner une portée considérable. Les indications capitales que ces douches sont appelées à remplir sont les suivantes, et relatives à leur mode d'emploi : sur les extrémités refroidies, pour y rappeler la chaleur et la circulation ; sur la région rachidienne pour stimuler le système nerveux ; sur les membres pour en ranimer la tonicité ; sur la surface cutanée pour relever les fonctions de la peau.

Ces sortes de douches se trouvent indiquées chez la plupart des malades qui se rencontrent à Vichy, si nous en exceptons toutefois la classe des goutteux et des graveleux qui, dans le plus grand nombre des cas au moins, ne les réclament à aucun titre.

La température, la force et le mode de projection de ces douches doivent varier suivant les circonstances : il serait trop long d'entrer dans des détails sur ce sujet. Je me contenterai de citer, comme exemple des cas où l'on en peut tirer les meilleurs effets, les dyspepsies anciennes avec état cachectique plus ou moins prononcé. C'est dans ces sortes de cas que l'on peut apprécier surtout ce qu'un mode particulier de direction, dans l'administration du traitement, peut ajouter à l'activité propre des eaux elles-mêmes.

Les douches ascendantes peuvent être divisées, comme les douches à percussion, en résolutives et révulsives, ou bien en directes et indirectes, suivant qu'elles sont adressées au siége même du mal, ou à un point éloigné de la maladie. Les indications auxquelles elles répondent sont du reste singulièrement multipliées.

On peut les distinguer, suivant leur siége, en douches rectales, périnéales et vaginales, en internes et externes, selon que l'eau doit pénétrer avant dans le rectum ou le vagin, ou bien frapper seulement la vulve ou la marge de l'anus. On peut les employer dans les maladies de l'appareil digestif, dans celles de l'utérus ou de l'appareil vésical, ou bien comme moyen général dans des affections d'autres organes.

Les douches rectales sont très-fréquemment employées dans le cas de constipation. Tantôt le jet est reçu simplement sur la marge de l'anus, qu'il entr'ouvre de manière à pénétrer à une certaine hauteur dans l'intestin ; tantôt une canule est introduite de manière à le porter plus avant. Ces douches constituent, comme les lavements, un moyen déplétif, mais elles en diffèrent essentiellement par leur mode d'action définitif. En effet, tandis que les lavements, pris d'une manière un peu répétée, ne font qu'habituer et affaiblir l'intestin, de telle sorte que, plus on en a pris, et plus l'usage en devient nécessaire, les douches ascendantes au contraire tonifient l'intestin, en stimulent la contractilité, en activent les sécrétions et tendent précisément à rétablir la régularité de ses fonctions. Il semble en outre que cette stimulation exercée à l'extrémité du canal intestinal soit de nature à se faire sentir à distance, et à modifier d'une manière favorable certains états dyspeptiques.

Les douches ascendantes rectales rendent quelquefois encore de grands services dans les engorgements atoniques du corps ou du col de la matrice, dans le relâchement de cet organe, dans le catarrhe vésical aussi, pourvu toutefois qu'on n'ait à craindre aucunement le retour d'accidents aigus. Quant à l'opportunité de leur emploi dans les affections utérines, elle est soumise à la réserve et aux précautions dont j'ai signalé la nécessité au sujet des douches lombaires. Ceci est à plus forte raison applicable aux douches vulvaires et vaginales. J'ajouterai cependant que j'ai vu plusieurs fois les douches ascendantes vulvaires, avec de l'eau de l'*Hôpital* de 18 à 20° environ, apporter à des prurits vulvaires, anciens et opiniâtres, un soulagement considérable et persistant.

Il est encore un ordre de faits où les douches ascendantes, anales ou périnales, combinées quelquefois avec des douches lombaires, peuvent rendre de grands services.

Les Allemands ont décrit, sous le nom de vénosité abdominale, un état sur lequel nos pathologistes n'ont guère cherché à acquérir de notions, peut-être parce qu'il est plutôt fonctionnel qu'organique. Par vénosité abdominale, les médecins allemands entendent un développement particulier du système veineux abdominal, avec ralentissement, torpeur dans la circulation, d'où un état d'embarras et d'inertie dans les fonctions abdominales, et une certaine disposition aux congestions actives ou passives vers les parties supérieures, la tête ou la poitrine, enfin un état hémorroïdaire plus ou moins actif.

Pour n'être pas très-facile à définir et à démontrer, cet état, qui n'est pas par lui-même une maladie, n'en existe pas moins sans doute, et semble se rapporter à un grand nombre de troubles fonctionnels qui s'observent en particulier chez les individus à l'âge de retour et chez les vieillards. Les eaux de Vichy sont d'un emploi fort utile dans bien des circonstances où l'on peut invoquer cet état demi-physiologique, demi-pathologique, pour se rendre compte des symptômes observés. Prunelle pensait que les eaux de Vichy agissaient spécialement sur la circulation lombaire et favorisaient ainsi l'apparition des règles ou des hémorroïdes *(notes inédites)*. Mais c'est alors surtout qu'il faut faire concourir avec l'action propre attribuée aux eaux l'intervention directe de modes d'administration appropriés, et les douches ascendantes sont évidemment d'une grande efficacité dans les cas de ce genre. C'est ainsi que j'ai vu des douches anales agir comme révulsif, dans les cas de congestions vers la tête, aussi rapidement que des sinapismes ou bien des lavements purgatifs.

Quant aux bains de vapeur, ils peuvent, comme l'emploi méthodique de l'eau froide, fournir au traitement thermal un appoint fort utile. Mais leur usage répond à des indications toutes de circonstance, et je ne crois pas devoir insister sur leur sujet.

LETTRE VI.

LE GAZ CARBONIQUE

Appareils et applications.

Il y avait déjà longtemps que le gaz carbonique, exhalé par un grand nombre de sources minérales, avait été utilisé en Allemagne, près de plusieurs stations thermales, à titre de médication spéciale, et aussi en France, à St-Alban (Loire), à Celles (Ardèche), et à St-Nectaire (Puy-de-Dôme), par les soins de MM. Goin, Barrier et Vernière, médecins inspecteurs de ces établissements. Mais cette médication n'avait pris que très peu d'extension, et était demeurée à peu près inconnue parmi nous.

La station thermale de Vichy semblait une des mieux désignées pour une médication de ce genre, la richesse de ses sources en eau minérale et en gaz rendant facile d'y soumettre ce dernier à tous les modes possibles d'administration.

Aussi y avait-il longtemps qu'une pareille idée s'était présentée. M. François, ingénieur en chef des établissements thermaux, m'a communiqué à ce sujet une note assez curieuse et que je reproduis textuellement.

« La diminution du Puits-Carré (janvier 1844), résultant du forage du Puits-Brosson (aujourd'hui source du Parc), de 118 à 86 mètres cubes par 24

heures, provoquait en mai 1844 l'exécution de travaux de recherche et de captage sur la source Lucas.
Ces travaux consistaient en un puits de 8 à 9 mètres de profondeur ouvert sur la cheminée ascen-
sionnelle de la source.

« Pendant leur exécution, le gaz carbonique
était évacué au moyen d'un jet de vapeur d'eau.
Je remarquai que les ouvriers travaillant au fond
du puits avaient, à l'état de rubescence prolongée,
la partie de leur corps (bras ou jambes) immergée
soit dans l'eau minérale, soit dans la couche d'acide
carbonique qui persistait le plus souvent au fond
du puits. Je pus observer que, dans les premières
minutes qui suivaient l'immersion, on éprouvait un
léger picotement à la peau, suivi de rubescence. Puis,
quelques minutes après l'immersion, quand la rubescence était développée, il y avait insensibilité de
de la partie immergée ; l'état anesthésique était plus
ou moins développé et variait d'un ouvrier à l'autre.
L'insensibilité croissait avec la durée de l'immersion.
J'ai plusieurs fois vérifié sur moi-même ces faits
sur lesquels j'appelais l'attention de feu le docteur
Prunelle.

« Dans l'automne de la même année, après de
fréquentes conférences, le docteur Prunelle et moi
nous résolûmes de proposer l'application de l'acide
carbonique de la source Lucas en bains, douches et
inhalations, par association convenable avec l'air
atmosphérique. C'est dans cet ordre d'idées que nous
avons dressé alors un projet complet (rapport, plan
et dessin), d'un établissement spécial à Lucas, assis

sur les jardins Montaret et Guilliermen. Ce travail
fut adressé à M. le Ministre du Commerce, par une
lettre collective du 23 février 1845, portant ma si-
gnature et celle du docteur Prunelle. » Il n'a pas été
donné suite à ce projet.

Ce fut pendant l'été de 1857 que j'entrepris pour
la première fois d'en faire l'application à Vichy à
quelques malades qui me paraissaient dans des conditions favorables à une pareille tentative. Grâce à
l'obligeante et personnelle intervention de M. Barrier, alors directeur de l'établissement thermal, et au
concours empressé de M. Leroy, commissaire du
gouvernement, il fut facile d'improviser une installation provisoire et suffisante pour l'inhalation.

Un tuyau de plomb, conduisant le gaz carbonique
avec une pression suffisante pour cet usage, du
Puits-Carré à la chambre de saturation des sels
extraits des eaux de Vichy, fut piqué près de son
extrémité terminale, et un tuyau de caoutchouc
muni d'un embout y fut adapté ; c'est avec ce simple appareil que j'obtins quelques résultats encou-
rageants, lesquels ont été publiés dans le tome V
des *Annales de la société d'hydrologie médicale de
Paris.*

L'année suivante (1858), le traitement par l'acide
carbonique reçut de l'administration thermale une
installation nouvelle, très-défectueuse encore et
très-incomplète, mais qui a permis à mes collègues
et à moi de multiplier nos observations. Mon honorable collègue, M. Willemin, inspecteur-adjoint de
l'établissement thermal, a publié dans la *Revue*

d'hydrologie médicale française et étrangère, (numéro du 25 décembre 1858), une note très-intéressante à ce sujet, avec un résumé portant surtout sur des cas d'angine pharyngée et d'asthme avec emphysème pulmonaire.

Les applications du gaz acide carbonique que nous avons eu à faire à Vichy appartiennent à trois ordres de faits différents : asthmes, affections douloureuses, affections catarrhales des premières voies.

C'est l'action des inhalations du gaz carbonique dans l'asthme qui a fixé l'une des premières l'attention sur l'emploi thérapeutique de ce gaz près des eaux minérales. M. Goin avait été frappé d'abord, à Saint-Alban, des résultats obtenus empiriquement, et qu'il a vu se reproduire ensuite en assez grand nombre pour instituer à ce sujet une médication rationnelle. C'est surtout au moment des accès d'asthme que l'action sédative des inhalations se fait sentir. La suffocation s'accroît d'abord, et le calme ne tarde pas à se rétablir et l'accès se suspend. L'usage méthodique des inhalations pendant l'intervalle des accès ne me paraît pas moins utile.

Il ne faudrait cependant pas attribuer à cette médication une efficacité constante, et la considérer comme un moyen curatif assuré de l'asthme ; il s'en faut de beaucoup qu'il en soit ainsi. Je n'ai jamais obtenu la guérison complète que d'asthmes légers, peu anciens, et alors surtout que les signes physiques de l'emphysème n'offraient que peu de développement. Mais, même avec un emphysème considérable et généralisé, j'ai obtenu des résultats palliatifs, notables et durables, et très-précieux dans une maladie de ce genre.

Le point qui me paraît le plus important à signaler est le suivant : que c'est dans les asthmes nerveux (catarrhe sec de Laennec), c'est-à-dire accompagnés d'une sécrétion catarrhale aussi faible que possible, que l'on obtient surtout des résultats effectifs. Je ne saurais donc, en aucune manière, au moins d'après mes observations personnelles, admettre avec un savant hydrologiste allemand, le docteur Lersch : « que les inhalations de gaz carbonique sont surtout avantageuses dans les cas de dyspnée dépendant de l'accumulation de mucosités dans les vésicules pulmonaires. » Ce n'est même que dans les cas de ce genre que j'ai été obligé de renoncer à cette médication, à cause de l'aggravation des symptômes dyspnéiques.

C'est sans doute l'action sédative du gaz carbonique qui est mise en jeu dans ces névroses de l'appareil respiratoire. C'est elle que nous retrouvons dans le traitement des affections douloureuses, névralgiques, rhumatismales et goutteuses, par les bains de gaz.

L'action sédative du gaz carbonique a été maintes fois utilisée en thérapeutique. M. Broca y a eu recours avec d'excellents résultats dans des catarrhes de vessie, Simpson (d'Edimbourg), dans les névralgies utérines, M. Follin, Demarquay, etc., dans des cancers douloureux. On trouvera dans un ouvrage publié par M. Herpin (de Metz) la reproduction d'un grand nombre de faits intéressants, relatifs à cette action incontestable des injections et des douches de gaz carbonique (1).

C'est surtout dans les névralgies sciatiques que j'ai eu l'occasion d'employer les bains de gaz carbonique. Je n'en ai obtenu de guérisons complètes que dans des cas relativement légers, mais presque toujours un amoindrissement immédiat des douleurs. Cependant M. Willemin a vu guérir à Vichy une sciatique des plus douloureuses, après 15 bains d'une demi-heure. M. Allard a vu à Royat une sciatique à peu près guérie après une seule douche d'une heure. De tels résultats sont certainement très-remarquables; mais il ne faudrait pas trop compter sur leurs promesses. Ce qui caractérise ces bains et ces douches de gaz, c'est une action pour ainsi dire un peu superficielle. Le soulagement est la règle; la guérison est l'exception. J'ai également obtenu des effets sédatifs immédiats dans des névralgies de la cinquième paire, dans des odontalgies. Les douleurs de la carie dentaire sont quelquefois fort soulagées par un jet immédiat de gaz.

J'ai encore observé des résultats, incomplets sans doute, mais effectifs et dignes d'attention, dans quelques cas de paralysie douloureuse des écrivains, cette affection singulière qui semble s'adresser spécialement aux muscles mis en jeu dans l'action d'écrire.

Ce que je viens de dire des névralgies s'applique

(1) *De l'acide carbonique, de ses propriétés physiques, chimiques et physiologiques, de ses applications thérapeutiques, Paris, 1864.*

également au rhumatisme, où l'élément douleur simple est souvent soulagé par les bains de gaz carbonique.

Ces bains apportent quelquefois aussi un grand soulagement aux douleurs goutteuses qui peuvent accompagner la goutte chronique, ou qui, dans des accès légers, dominent la rougeur et le gonflement, c'est-à-dire quand il règne plutôt un état névropathique qu'inflammatoire. Je n'ai guère vu survenir les sueurs abondantes que paraît avoir observées M. Willemin. La sensation de chaleur que développe l'immersion dans le gaz carbonique offre ceci de remarquable qu'elle ne développe pas une transpiration proportionnée, à moins que la température extérieure ne soit très-élevée, et que les vêtements dont les malades sont entourés, alors qu'ils demeurent immobiles dans une baignoire étroite et dans un local restreint, ne viennent y concourir.

Le gaz carbonique trouve un sujet d'application fort utile dans une série de faits différents de ceux qui précèdent, et où ce n'est plus son action sédative qu'il faut invoquer, mais une action modificatrice assez difficile à définir : je veux parler des inflammations chroniques de la muqueuse pharyngée ou nasale.

J'ai eu occasion de prescrire les inhalations et les douches de gaz carbonique dans un très-grand nombre de cas de pharyngite granuleuse.

La pharyngite granuleuse est généralement attribuée à l'herpétisme ou au lymphatisme. On la traite parfaitement près des eaux minérales sulfureuses

appropriées, en combinant au traitement général
(bains et boisson), les gargarismes et surtout les
douches locales. On ne saurait assurément attendre
du gaz carbonique, dans les cas de ce genre, les
effets que l'on obtient près des eaux sulfureuses·
Mais lorsque la pharyngite granuleuse est indépendante de l'herpétisme et du lymphatisme, lorsqu'elle
se rencontre chez des individus arthritiques, dyspeptiques ou anémiques, la combinaison du traitement
local par le gaz carbonique avec des eaux remon-
tantes dans le sens des bicarbonatées ferrugineuses,
et de Vichy en particulier, exerce alors une action
très-effective, très-salutaire, et souvent curative.
C'est ainsi, je pense, qu'il faut envisager les résultats remarquables que nous obtenons à Vichy de
cette médication, et qu'on a signalés déjà près de
plusieurs stations allemandes, et à Ems en particulier (Dr Spengler).

Mais c'est dans le coryza, ou rhynite chronique,
que j'ai obtenu peut-être les résultats les plus frap-
pants. Qu'il s'agisse de catarrhes permanents des
fosses nasales, ou d'une disposition opiniâtre au
retour de coryzas aigus ou sub-aigus, j'ai toujours
obtenu ou la guérison complète, ou une modification
profonde de ces états morbides, qui, s'ils n'offrent
généralement pas par eux-mêmes une gravité considérable, n'en sont pas moins très-gênants ou d'une
opiniâtreté remarquable. Une des conséquences les
plus désagréables du coryza chronique, la perte de
l'odorat, est souvent très-avantageusement modifiée
par les inhalations de gaz.

Je n'ai pas eu occasion d'employer ces inhalations chez des enfants scrofuleux atteints de coryza chronique. Il est probable que l'on en obtiendrait de très-bons effets locaux. Le gaz carbonique possède une action détersive et cicatrisante qui a été plus d'une fois utilisée en thérapeutique, et qui rendrait certainement ici de grands services ; mais on ne saurait en rencontrer ailleurs un mode d'administration plus facile et plus complet que dans les salles d'inhalations thermales.

J'ai été consulté par une dame âgée, chez qui le voile du palais avait en partie disparu par suite d'une vaste ulcération syphilitique. Il restait sur un des débris du pilier gauche une ulcération encore étendue, grisâtre, et qui avait résisté aux médications locales les plus énergiques, ainsi qu'à un traitement général méthodique. Cette dame avait fait depuis longtemps usage des eaux de Vichy, sans que cet état s'en trouvât aucunement modifié. Les inhalations de gaz carbonique, continuées pendant plusieurs semaines, ont déterminé une guérison complète et définitive. Bien que ce fait soit isolé, il me paraît de nature à appeler l'attention sur une médication encore peu usitée dans les cas de ce genre.

LETTRE VII.

ACTION PHYSIOLOGIQUE ET THÉRAPÉUTIQUE DES EAUX DE VICHY.

Leur action digestive, reconstituante et altérante. — Elles ne sont ni fluidifiantes ni affaiblissantes.

Le traitement thermal de Vichy représente un traitement essentiellement médicamenteux. Il est beaucoup plus simple dans ses applications que celui que constituent les eaux chlorurées comme Bourbonne ou Balaruc, ou les eaux sulfurées comme Luchon ou Cauterets. Il paraît également beaucoup plus simple dans ses actions physiologiques et pathogénétiques. On n'y remarque point d'actions substitutives ni d'actions dérivatives.

Rien n'y représente la fièvre thermale. Sauf un peu de diurèse, quelques légères excitations de la peau, ce qu'il y a de plus remarquable c'est l'absence de ces diverses sortes de phénomènes. On n'observe que dans de très-faibles proportions le réveil des déterminations périphériques, herpétiques, syphilitiques ou scrofuleuses, des névroses ou des rhumatismes. On voit seulement, ce qui est d'un ordre très-différent, réapparaître les manifestations directes des maladies que l'on traite à Vichy ; ainsi les accès de goutte, de coliques hépatiques ou de coliques néphrétiques.

Les eaux de Vichy sont des eaux digestives, mais

il en résulte plutôt une régularisation qu'une surexcitation des fonctions digestives. Et cette action directe sur l'appareil digestif, il faut ajouter leur action sur la circulation abdominale ; c'est là que se porte principalement leur action physiologique insensible.

Prunelle leur attribuait une action élective sur le nerf grand symphathique. Ceci rend plutôt un fait général d'observation qu'une démonstration physiologique. Il serait plus exact de dire qu'elles agissent particulièrement sur le système de la veine porte. Est-ce par l'entremise des nerfs vaso-moteurs, ce qui ne serait que l'hypothèse de Prunelle ? Quoiqu'il en soit, elles reproduisent parfaitement la médication désobstruante de l'ancienne médecine. Elles exercent une action très-directement résolutive ou fondante sur l'obésité abdominale.

L'action reconstituante de Vichy est moindre que celle des eaux sulfurées et des eaux chlorurées. Il faut plutôt dire qu'elle est autre. Les eaux sulfurées et les chlorurées s'adressent aux constitutions originellement torpides, et plus spécialement, les unes aux lymphatiques, les autres aux scrofuleuses. Si nous rencontrons d'autres attributions, nous avons affaire à des constitutions plutôt sanguines, ou à des constitutions bilieuses, ou à des constitutions indifférentes, parce que les maladies qu'il s'agit de traiter ont plutôt un caractère accidentel et une origine hygiénique. Ce sont donc d'autres modificateurs que nous employons, comme ce sont d'autres terrains que nous trouvons à modifier. Mais à côté des états constitutionnels que je viens de signaler, nous rencontrons dès constitutions atoniques et anémiques. Ici l'action reconstituante revêt une autre physionomie. Nous nous trouvons donc en face de termes bien définis.

L'action reconstituante des eaux sulfurées paraît s'exprimer surtout par l'excitation générale du système. Celle des eaux de Vichy (et des bicarbonatées sodiques) paraît due principalement aux propriétés assimilatrices de ces eaux. Ceci ne veut pas dire que les premières ne doivent rien à leur influence sodique sur les phénomènes d'assimilation, ni les secondes à des stimulations fonctionnelles. Ces interprétations et ces comparaisons sont toujours incomplètes : mais ce qu'elles renferment de vrai n'en est pas moins important. Enfin les chlorurées et les bicarbonatées sodiques se rapprochent, et se distinguent en même temps, en ce que les premières paraissent plutôt s'adresser au système lymphatique et les secondes au système sanguin.

Les diathèses présentent un groupe très-distinct que j'ai appelé diathèses par anomalie de l'assimilation des principes immédiats, lesquels sont les principes azotés, féculents sucrés ou gras, d'où la diathèse urique, le diabète et l'obésité. Ces diathèses représentent la spécialisation formelle des eaux bicarbonatées sodiques, et de Vichy en particulier. Ces eaux facilitent l'assimilation des principes immédiats. Il y a là une action que la clinique démontre aussi nettement que pourrait le faire la physiologie expérimentale : et c'est à ce titre que ces eaux constituent une médication altérante. On peut admettre que c'est particulièrement à la soude qu'elles doivent ces propriétés spéciales. Mais, bien que les médicaments sodiques agissent manifestement dans le même sens, la portée de leur action ne peut être comparée à celle de la médication thermale bicarbonatée sodique.

On a attribué à cette médication et aux eaux de Vichy en particulier une action dépressive ou hyposthénisante, de laquelle on déduit journellement des contre-indications imaginaires. C'est là une profonde erreur. Les eaux bicarbonatées sodiques de Vichy sont des eaux reconstituantes, comme les sulfurées et les chlorurées ; mais elles le sont à leur manière. Elles sont reconstituantes spécialement pour les anémiques et les atoniques ; et mon ami, M. le Dr Zénon Pupier, a montré que les éléments histologiques du sang augmentaient en nombre sous leur influence ; mais elles ne le sont pas, ou elles ne le sont qu'à un très-faible degré, pour les lymphatiques et les scrofuleux. Toutes les eaux minérales peuvent déterminer des exténuations, les sulfurées comme les chlorurées, comme la médication marine, comme une autre médication essentiellement reconstituante, l'hydrothérapie. En outre des tolérances individuelles, il faut tenir compte des applications vicieuses ou abusives, si communes dans les stations thermales, si faciles près des eaux de Vichy, en raison même du peu de retentissement qu'elles exercent sur l'état physiologique. Enfin, il faut tenir compte des contre-indications négligées.

5

Les eaux de Vichy sont nuisibles précisément
dans les cas qui les réclament le plus directement,
alors qu'ils ont revêtu une forme cachectique : ainsi
dans les cachexies goutteuse, diabétique, ainsi dans
les cachexies abdominales lorsqu'elles ont abouti à
l'hydropisie. Cependant, en l'absence d'état hydro-
pique, ces mêmes eaux sont puissamment efficaces
dans les cachexies paludéennes, hépatiques et intestinales des pays chauds.

Les eaux de Vichy sont des eaux essentiellement
digestives, et doivent à leur qualité sodique une
activité particulière sur l'ensemble de la constitution qui en fait une médication générale en même
temps qu'une médication directement digestive.
Leur action s'étend encore sur la généralité des
maladies chroniques de l'abdomen, principalement,
sans doute, en vertu de celle qu'elles exercent sur
la circulation abdominale qu'elles activent et modifient dans sa nature. Aussi sont-elles très-résolutives
et fondantes au sujet de tous les engorgements abdo-
minaux, quel qu'en soit le siége, pourvu que leur
caractère propre ne vienne pas les soustraire à une
action semblable. C'est ainsi, en raison de leur qualité sodique qui les adresse très-directement au foie,
qu'elles sont spéciales dans beaucoup de maladies de
l'appareil hépatique, les congestions, les hépatites
chroniques et les calculs biliaires.

Quant aux dermatoses et aux rhumatismes, elles répondent à des indications dérivées de la constitution
arthritique, beaucoup plus que d'actions spéciales qui

appartiennent plus nettement à d'autres eaux minérales.

Enfin, leurs propriétés résolutives et leur action
reconstituante spéciale les rendent utiles dans la
métrite chronique, alors que le caractère lymphatique ou scrofuleux de cette dernière ne fait pas
dominer l'indication des eaux sulfurées ou chlorurées. Et je dois faire remarquer qu'elles possèdent,
sur ces dernières, l'avantage important dans beaucoup de circonstances d'être beaucoup moins con-
gestives et ménorrhagiques.

LETTRE VIII.

DYSPEPSIE ET GASTRALGIE.

Maladies de l'estomac et des intestins. — La dyspepsie et la gastralgie doivent être distinguées l'une de l'autre, nosologiquement et pratiquement. — Indications qui se rattachent au traitement des conditions morbides dont la dyspepsie et la gastralgie sont symptomatiques. — Applications très-différentes des eaux de Vichy dans la dyspepsie et dans la gastralgie, et surtout résultats thérapeutiques très-différents. — Cancer d'estomac. — Vomissements et pneumatoses. — Entérite et dyssenterie d'Afrique.

Les deux tiers au moins des malades que l'on rencontre à Vichy viennent demander à ces eaux la guérison ou le soulagement de troubles des fonctions digestives. Pour la plupart des médecins, comme pour les gens du monde, les eaux de Vichy constituent une sorte de panacée de ce qu'on appelle *maladies de l'estomac*. Ceci est vrai de la grande classe de faits que l'on comprend sous le nom de dyspepsie ; mais, en dehors de ces faits, il importe d'établir des distinctions au point de vue de l'opportunité des eaux de Vichy. J'essaierai de présenter une sorte de tableau nosologique des diverses affections de ce genre que l'on observe à Vichy, en indiquant ce que l'on peut appeler le pronostic thermal, c'est-à-dire le degré relatif ou le sens suivant lequel chaque forme pathologique paraît de nature à être influencée par le traitement thermal.

Il est un grand nombre d'individus qui, lorsqu'on les interroge sur leur état de santé, répondent qu'ils digèrent mal. Leur appétit est ordinairement nul ou peu développé. Aussitôt après avoir mangé, ou quelque temps après leurs repas, ils sont pris d'une sensation de pesanteur plus ou moins douloureuse à l'épigastre, de bâillements, d'éructations, d'aigreurs quelquefois, de céphalalgie, de faiblesse générale, d'accablement. Cela dure une heure ou deux, ou plus longtemps, suivant que l'opération de la digestion est plus ou moins longue à s'accomplir; puis, celle-ci effectuée, ils se retrouvent dans leur état normal, jusqu'à ce que le retour d'une nouvelle digestion réveille encore de nouveaux malaises.

Les différents phénomènes que nous venons de mentionner peuvent se montrer au plus haut degré ; mais tous à peu près peuvent manquer également : de telle sorte que tantôt le malaise occasionné par la digestion se borne à certains phénomènes gastriques, et tantôt, ce qui est beaucoup plus rare, il est vrai, ces derniers manquant tout-à-fait, ce n'est que par de la céphalalgie ou de la courbature que la présence des aliments dans l'estomac vient à être décélée ; de l'existence ou de l'absence, de la combinaison de ces différents phénomènes, de la prédominance surtout des phénomènes éloignés, résultent des apparences fort diverses.

Mais, dans tous les cas, on remarque cette circonstance commune, que c'est par le seul fait des digestions, de la difficulté ou de la lenteur avec laquelle elles s'opèrent, que les troubles fonctionnels en question apparaissent. Supprimez par la pensée le fait de l'introduction des aliments, et la maladie n'aura pas de raison d'être.

C'est cet ordre de faits que, d'après la définition de Cullen, on réunit sous le nom de *dyspepsie*.

Mais il peut arriver encore ceci : dans le plus grand nombre des cas, le cercle des manifestations symptomatiques est borné à l'époque et à la durée des digestions ; encore celles-ci ne sont-elles pas toujours troublées, lorsque certaines précautions hygiéniques, diététiques ou autres, ont été prises. Or, chez un certain nombre de malades, ces malaises, incessamment renouvelés, le retentissement qu'ils exercent sur l'ensemble de l'économie, sur le système nerveux en particulier, le trouble particulier qui en résulte pour l'assimilation, finissent par altérer la santé générale, à ce point qu'il en résulte un véritable état cachectique.

Mais la distinction la plus pratique que l'on puisse faire entre tous ces cas est celle qui résulte de considérations pathogéniques. La dyspepsie est rarement occasionnée par des causes directes. Ce n'est guère dans ce sens qu'agissent les abus de la table. Les causes de la dyspepsie sont presque toujours empruntées à des circonstances qui n'ont, avec l'accomplissement de la digestion, que des liaisons indirectes, mais nécessaires cependant. C'est ce qu'on peut appeler des causes hygiéniques ou des causes physiologiques.

Il est des fonctions qui peuvent continuer à s'exercer régulièrement, quel que soit l'état du reste de l'organisme, pourvu que les organes auxquels elles appartiennent soient sains eux-mêmes, et qu'aucun obstacle mécanique ne vienne à en entraver le jeu ; il en est ainsi des poumons, du cœur (à moins que celui-ci ne soit traversé par un sang altéré), mais non point de l'estomac.

La digestion est un acte essentiellement complexe, dans l'accomplissement duquel des phénomènes mécaniques, chimiques et vitaux, et par conséquent la circulation et l'innervation se trouvent mis en jeu, dans de telles conditions que l'ensemble de l'organisme paraît y participer tout entier.

Il suffit que l'équilibre de la circulation se trouve momentanément dérangé par l'immersion des extrémités dans l'eau chaude, par exemple, ou d'une partie du corps dans l'eau froide, pour que la digestion soit violemment troublée ; il suffit, pour qu'il en arrive ainsi, d'une vive impression nerveuse, une frayeur, une émotion quelconque. Eh bien ! ce qui se produit d'une manière immédiate et si manifeste sous l'influence de ces causes accidentelles arrive également sous l'influence de causes moins actives, mais continues, empruntées pour la plupart à des habitudes hygiéniques, la vie sédentaire, les préoccupations pendant le repas, le travail d'esprit, certaines occupations mécaniques immédiatement après, l'irrégularité dans les repas. Enfin, c'est là tout un ordre de faits dans lesquels nous voyons la digestion se troubler et la dyspepsie s'établir, parce que l'individu se trouve accidentellement ou habituellement placé dans des conditions défavorables au libre accomplissement de cette fonction. Ce sont là des causes *hygiéniques* de dyspepsie.

Il en arrivera encore ainsi lorsque les conditions nécessaires à une bonne digestion se trouveront troublées par des modifications organiques ou fonctionnelles du système nerveux, de la circulation ou de la composition du sang.

C'est ainsi que nous voyons dans la chlorose, ou dans l'anémie, quel qu'en soit le point de départ, primitive ou consécutive, dépendant d'hémorrhagies, de fièvres intermittentes, d'une alimentation insuffisante, d'une profession insalubre, toutes conditions dans lesquelles la composition du sang aussi bien que la constitution du système nerveux sont profondément altérées, la dyspepsie apparaître comme un des phénomènes les plus constants, et même comme le plus saillant, de l'état constitutionnel.

Nous appelons ces causes de la dyspepsie, *physiologiques*, parce que d'une part elles agissent moins par un caractère morbide déterminé qu'en changeant les conditions physiologiques de la digestion, et aussi parce qu'il n'est pas nécessaire que ces conditions défavorables existent à un haut degré pour que les fonctions digestives en soient altérées ; il est une limite qui atteint à peine l'état morbide proprement dit, et qui suffit cependant pour apporter quelque trouble dans les fonctions de l'estomac.

La dyspepsie provenant de causes hygiéniques pourra s'appeler primitive, celle provenant de causes physiologiques pourra s'appeler consécutive ; mais dans tous les cas, elle se développe par· le même mécanisme.

N'y a-t-il pas entre tous ces faits, rassemblés sous le nom de dyspepsie, de notables distinctions à faire ? Oui, sans doute ; mais il paraît encore difficile d'en arrêter la base. Sera-ce sur le mode symptomatique que l'on s'appuiera, selon que les symptômes locaux domineront ou les symptômes généraux, suivant que telle ou telle sorte d'aliments trouvera l'appareil digestif plus spécialement réfractaire, permettant d'accuser ainsi d'insuffisance ou d'altération les sécrétions gastriques ou bien les sécrétions intestinales ? Prendra-t-on les causes de la dyspepsie pour point de départ de l'arrangement des faits, les causes prochaines ou éloignées, hygiéniques ou physiologiques, l'irrégularité des habitudes diététiques, la contention d'esprit, les peines morales, ou bien la chlorose, la leucorrhée, etc. ?

Sous ce double point de vue, les limites où devrait se restreindre la division des faits sont fort difficiles à préciser, et très-faciles à étendre en quelque sorte indéfiniment. Et ce qui arrête surtout, c'est qu'aucune ne peut s'appuyer sur quelque modification organique particulièrement appréciable de l'estomac lui-même ; en un mot, la dyspepsie, telle que nous l'entendons, est une maladie sans anatomie pathologique.

Du reste, si l'on considère les choses sous le rapport nosologique, on ne peut nier que la notion de la dyspepsie, telle qu'elle est ici présentée, et malgré ce qu'elle offre encore d'imparfait, ne constitue un progrès, puisque tous les faits qu'elle comporte sont, dans le langage de la plupart des médecins, confondus avec la gastralgie. Il y a cependant là une distinction importante à faire. La gastralgie est la névrose douloureuse de l'estomac, et se montre sous plusieurs formes assez bien déterminées :

La forme type est l'accès de gastralgie ou crampes d'estomac. Je n'ai pas à décrire ici ces crises, habituellement si violentes, pouvant atteindre le caractère atroce des coliques hépatiques, d'une demi-heure à plusieurs heures de durée, ordinairement accompagnées de vomissements, débutant et se terminant d'une manière assez soudaine, amenant un ralentissement et surtout un rapetissement considérable du pouls.

D'autres fois, ce sont des douleurs cardialgiques non continues, mais habituelles ou apparaissant à des époques indéterminées et ne revêtant plus de caractère d'accès. D'une intensité tolérable, elles se montrent surtout à jeun et sont plutôt soulagées que ramenées par l'introduction des aliments.

Il y a un certain nombre de gastralgiques chez lesquels existe une douleur cardialgique continue, avec ou sans exaspérations, et que souvent l'introduction des aliments n'augmente en rien. Ce sont souvent de jeunes filles chlorotiques. Cette douleur, ordinairement accrue par la pression, presque toujours limitée, surtout par la sensibilité à la pression, à un espace très-restreint vers la pointe de l'appendice xyphoïde, remontant quelquefois sous le sternum et s'accompagnant de dyspnée, n'atteint jamais la violence des crises gastralgiques et se trouve souvent plus difficile à supporter par sa persistance que par sa vivacité.

Enfin, il est une forme de gastralgie non moins commune chez les jeunes filles chlorotiques, dans laquelle l'introduction des moindres aliments ou de certains aliments détermine des douleurs excessives et souvent de très-longue durée. Ici, comme dans la dyspepsie, c'est bien à la présence des aliments que se rattachent les manifestations symptomatiques ; mais celles-ci consistent alors essentiellement dans la douleur, ce qui n'existe pas dans la dyspepsie elle-même.

Maintenant, il est un certain ordre de faits où nous trouvons combinés ensemble les symptômes de la gastralgie et de la dyspepsie, ce que j'ai appelé *dyspepsie gastralgique* ou *gastralgie dyspeptique*, suivant que l'une ou l'autre de ces formes dominera ou bien encore représentera l'élément duquel l'autre aura procédé. L'analyse de ces faits est très-facile à concevoir.

Il peut arriver que, chez un dyspeptique, et par suite même du trouble entretenu par la lenteur des digestions, le système nerveux local s'exalte au point de donner lieu à des phénomènes gastralgiques ; ou bien encore il peut se faire que, chez un gastralgique, le retour des douleurs finisse par troubler le mécanisme des digestions et détermine un état dyspeptique. Cette confusion apparente de symptômes et d'éléments morbides provient tout simplement de ce que les formes suivant lesquelles les éléments or-

ganiques de l'estomac et les fonctions qu'ils mettent
en jeu peuvent être troublés, sont fort complexes
et dans leurs combinaisons et dans leurs réactions
mutuelles, et surtout ne se prêtent pas nécessairement à un arrangement nosologique.

La gastralgie et la dyspepsie, toutes distinctes
qu'elles soient l'une de l'autre, se peuvent donc
rencontrer sur le même terrain et multiplier ainsi
les indications thérapeutiques qui appartiennent à
l'une et à l'autre. Elles se peuvent rencontrer également sur le terrain de l'étiologie.

Les causes de la dyspepsie sont généralement
dépressives et celles de la gastralgie plutôt stimu-
lantes, les premières plus souvent générales et con-
sistant en causes morales tristes, excès d'occupations
intellectuelles, alimentation insuffisante, affections
débilitantes, tandis que les causes locales, abus de
régime, émotions passionnelles, etc., président plutôt au développement de la gastralgie. Ce constraste,
pris d'une manière générale, est très-vrai ; cependant
il y a effectivement une foule de causes identiques
qui produisent tantôt l'une, tantôt l'autre de ces
affections, et il n'en saurait être autrement.

Les circonstances étiologiques qui viennent d'être
énumérées agissent moins encore en raison de leur
nature, en tant que causes, qu'en raison des conditions dans lesquelles elles trouvent l'estomac et
surtout l'organisme auquel elles s'adressent. C'est
ainsi que, chez une femme atteinte de leucorrhée
considérable ou de pertes habituelles, l'appareil digestif se ressent presque immanquablement de l'état

morbide de l'appareil utérin ; eh bien ! ce sera tantôt sous la forme de dyspepsie, tantôt sous celle de gastralgie. La dyspepsie se montre de préférence chez les femmes robustes, ou sèches et bilieuses. Ceci est du reste élémentaire en étiologie. Si la même maladie peut se développer sous l'influence d'un grand nombre de causes variées, une même circonstance étiologique peut présider à l'apparition des états morbides les plus divers.

Toute la thérapeutique de la gastralgie et de la dyspepsie est basée sur une semblable notion. Jetons un coup-d'œil sur les ressources que nous présentent les eaux de Vichy à ce sujet.

La dyspepsie est presque toujours avantageusement modifiée par le traitement thermal de Vichy. Voici comment il faut se rendre compte de l'action du traitement vis-à-vis des phénomènes qui la constituent.

Le traitement thermal doit être considéré à la fois sous le double rapport de son action locale sur l'appareil digestif, et de son action générale sur l'ensemble de l'organisme et sur les autres états morbides qui peuvent coexister.

Lorsque la dyspepsie est simple et idiopathique, elle guérit habituellement d'une manière complète et facile par l'usage des eaux de Vichy. Celles-ci agissent alors comme modificateur spécial et direct de l'appareil digestif.

Mais la dyspepsie est le plus souvent symptômatique de quelque autre état morbide, général ou local. Il faut alors, pour obtenir la guérison de la dyspepsie, deux choses : que l'affection qui la domine se prête elle-même à l'action thérapeutique des eaux de Vichy ; ensuite, que le traitement thermal soit dirigé en vue de cette autre affection. Cette double condition remplie, on sera certain d'obtenir du traitement des effets avantageux ; mais on ne sera pas toujours sûr d'obtenir la guérison complète de la dyspepsie, car il est souvent difficile d'arriver à la guérison complète de ces affections chroniques ou constitutionnelles dont la dyspepsie dépend si souvent. Alors il en est de ces malades comme de ceux qui ne peuvent ou ne savent se débarrasser de conditions hygiéniques vicieuses.

Que ce soit le malade qui retombe dans de mauvaises habitudes, ou l'organisme dans des conditions anomales, il n'en résulte pas moins le retour à peu près nécessaire des accidents dyspeptiques, quelque prise que le traitement ait eue d'abord sur eux. Cependant même alors, telle est l'aptitude du traitement thermal de Vichy vis-à-vis les accidents de la dyspepsie qu'on obtient presque toujours au moins des effets palliatifs, importants et durables. Mais il faut bien comprendre surtout que la plupart des dyspeptiques, que nous voyons à Vichy ont deux choses à combattre : l'état dyspeptique, mais qui n'est souvent en réalité que secondaire et quelque autre condition morbide locale ou constitutionnelle, à laquelle tient la dyspepsie elle-même.

Il n'en est plus de même dans la *gastralgie ?*

La seule forme de gastralgie dans laquelle j'aie obtenu du traitement thermal de Vichy des résultats réellement avantageux, c'est celle par accès déterminés, crampes d'estomac, accès de gastralgie. Dans aucun cas de ce genre je n'ai encore vu manquer les effets du traitement, dans le sens soit de la guérison, soit au moins d'une atténuation considérable de ces accidents si douloureux.

Dans tous les autres cas, de douleur cardialgique fixe, continue ou non, ou je n'ai obtenu aucune amélioration, ou même le traitement a dû être interrompu, sous peine de voir les symptômes de la gastralgie s'accroître sous son influence.

Voici comment ces résultats peuvent s'interpréter :

Il est difficile d'admettre que le traitement thermal possède une action salutaire directe sur des accidents de forme purement névralgique. Ce n'est guère qu'en agissant sur des conditions générales de l'organisme, ou sur certains états organiques ou fonctionnels dont ces accidents névralgiques dépendent, que ceux-ci peuvent rentrer sous l'empire des eaux de Vichy.

D'un autre côté, l'existence actuelle de symptômes névralgiques contre-indique généralement l'usage du traitement thermal, qui manque rarement de les exaspérer.

Il faut donc deux conditions pour que les eaux de Vichy puissent être employées utilement dans la gastralgie. Il faut, d'une part, que cette gastralgie tienne à des causes organiques ou fonctionnelles qui soient de nature à être effectivement modifiées par ces eaux ; il importe, d'une autre part, que les phénomènes névralgiques n'existent pas actuellement, et ne se trouvent pas ainsi exposés à être exaspérés par le traitement.

Cette double circonstance peut se rencontrer, en effet, dans la gastralgie par accès périodiques.

Il est facile, et c'est une circonstance capitale, de n'administrer le traitement que pendant les intervalles des manifestations de la maladie, et à des époques qui s'en trouvent aussi éloignées que possible. Il n'en est plus de même dans les autres formes de la gastralgie, alors que la douleur cardialgique se montre d'une manière continue, sinon permanente. Le traitement, venant à coïncider avec la manifestation, risque fort de l'exaspérer, ou du moins a beaucoup moins de prise sur elle, et, dans quelques circonstances, on voit la santé générale s'améliorer, la digestion même altérée se rétablir, sans que la douleur cardialgique s'en trouve très-sensiblement modifiée. Ceci paraît tenir à ce que l'élément névralgique peut s'être fait, primitivement ou consécutivement, une existence propre, et jusqu'à un certain point indépendante des autres conditions de l'organisme. La gastralgie ne serait plus alors symptomatique, mais essentielle.

Tels sont les principes généraux de l'application des eaux de Vichy à la gastralgie. On voit combien, sous ce rapport, comme sous tant d'autres, la distinction entre la gastralgie et la dyspepsie est importante à établir.

On envoie à Vichy des *cancers d'estomac*. Ce n'est sans doute pas avec l'espérance de le voir gué-

rir ; mais quand les malades ne sont pas encore *in extremis,* c'est dans l'espoir de les soulager et de ralentir les progrès du mal. Mais ce sont là des espérances vaines, et le traitement thermal paraît plutôt propre à accélérer qu'à modérer la marche de la maladie. Mêmes remarques à propos du cancer de l'intestin.

On obtient d'excellents résultats du traitement de Vichy dans les diarrhées chroniques, spécialement les diarrhées glaireuses du gros intestin, ne paraisant liées à aucune lésion organique, à aucune altération profonde de la membrane muqueuse, mais décélant un simple état catarrhal, comparable au catarrhe de la muqueuse bronchique que modifient si puissamment les eaux sulfureuses. Je parle ici des diarrhées de nos contrées dont le point de départ, et surtout la prolongation, sont le plus souvent la conséquence d'une mauvaise hygiène. Les diarrhées rhumatismales *(à frigore)* sont plutôt du ressort des eaux de Plombières.

Une place à part doit être faite aux diarrhées et dysenteries chroniques des pays chauds, dans lesquelles il y a journellement une part à attribuer à l'élément marémateux. L'Hôpital militaire de Vichy en reçoit un grand nombre provenant de l'Algérie, ou de nos possessions de l'Afrique occidentale, ou de la Cochinchine. Il arrive quelquefois que l'existence d'une altération profonde de l'intestin ou le degré trop avancé de la cachexie rendent tout secours thérapeutique superflu. Cependant les signes ou la présomption d'ulcérations intestinales ne sauraient

contre-indiquer le traitement thermal. Le point
capital est que la muqueuse de l'intestin ne se trouve
pas désorganisée dans une étendue assez considérable pour que le rétablissement de ses fonctions soit
impossible. L'action reconstituante du traitement
s'exerce d'une manière très-énergique, et quelquefois surprenante, sur l'état cachectique ; mais elle a
ses limites et se trouve frappée d'impuissance par
une cachexie trop avancée.

LETTRE IX.

MALADIÈS DU FOIE.

Action spéciale des eaux de Vichy dans les maladies du
foie. — Engorgement du foie. — Nature présumée de la
maladie. — Ascite et Anasarque dépendant de maladies
du foie. — Résultats du traitement thermal dans l'engorgement du foie. — Coliques hépatiques. — Sont-elles toujours calculeuses ? — Action des eaux de Vichy sur les
calculs biliaires. — Le traitement thermal réveille les
coliques hépatiques. — Mode d'administration de ce
traitement.

Les eaux de Vichy présentent certainement une
aptitude toute particulière au traitement des maladies du foie. La notoriété qu'elles possèdent à cet
égard n'a rien d'exagéré, bien qu'elle ait besoin
d'être mieux raisonnée ; et non-seulement le traitement thermal, avec tous les moyens dont il dispose,
mais encore l'eau minérale transportée, se trouvent
légitimement indiqués dans la plupart des cas où les
fonctions du foie sont troublées ou bien la texture
de cet organe superficiellement altérée.

Les effets directs que l'eau de Vichy exerce dans
ces maladies s'expliquent peut-être par la facilité
avec laquelle les agents médicamenteux qu'elle renferme abordent l'appareil hépatique ; on peut dire
en effet que c'est de première main que le foie
reçoit les principes minéralisateurs introduits dans

l'estomac et saisis par les vaisseaux absorbants. Il serait intéressant d'analyser le foie d'animaux soumis depuis quelque temps à un régime d'eau de Vichy. Cet organe ne retiendrait-il pas une partie des éléments chimiques qui s'y rencontrent ? et la bile elle-même ne viendrait-elle pas à s'en charger, de manière à se trouver effectivement modifiée dans sa composition, et à remplir l'office d'agent d'élimination ? Il est superflu, jusqu'à ce que ces expériences, très-praticables, aient été faites, d'insister davantage sur ces suppositions. Contentons-nous de signaler ce fait incontestable que, dans l'administration de l'eau de Vichy, c'est l'appareil hépatique qui reçoit le plus directement et le plus rapidement les éléments minéralisateurs introduits, que ce soit à titre de simple passage ou d'organe condensateur, comme on l'appelle volontiers aujourd'hui.

Cependant, il s'en faut que les eaux de Vichy se trouvent indiquées dans tous les cas où le foie est malade. Alors que l'altération de cet organe est constituée par la présence d'éléments nouveaux, ou par la dégénérescence des éléments du foie, par exemple cancer, tubercules, tissu fibreux, hydatides, cirrhose même, le traitement thermal de Vichy n'a rien à faire alors: son moindre inconvénient serait de demeurer impuissant contre de telles altérations.

Il n'y a point d'années que l'on ne voie arriver à Vichy des malades atteints d'ascite ou d'anasarque dépendant d'une maladie du foie. A cette époque de la maladie, le diagnostic anatomique de l'affection hépatique est ordinairement impossible à

établir avec précision, l'épanchement abdominal sous-
trayant le foie lui-même à toute inspection directe.
La plupart de ces malades succombent à Vichy, les
autres ont grand'peine à s'en retourner chez eux.
Cirrhose ou cancer du foie, tel est en général le
diagnostic que la marche de la maladie, à défaut de
données plus précises, nous permet de porter. Nous
ne pouvons qu'engager vivement les médecins à
épargner aux malades qui se trouvent dans de telles
conditions un voyage sans résultat possible, et il est
d'ailleurs un degré d'altération de la santé où le
changement de milieu et de régime, si favorable par
lui-même dans tant de circonstances, entraîne au
contraire une aggravation assurée.

La maladie du foie, au traitement de laquelle les
eaux de Vichy se montrent surtout appropriées,
c'est l'engorgement du foie. Qu'est-ce que l'engorgement du foie ?

Chacun de nos organes présente une aptitude
particulière vers tel état pathologique. Dans l'encé-
phale, ce qu'on observe surtout ce sont des modifications variées et passagères de la circulation sanguine, c'est la congestion encéphalique ; les poumons
sont surtout disposés à l'inflammation aiguë franche ;
le foie, la rate, à l'engorgement chronique ou sub-
aigu ; dans ce dernier organe, sous l'influence à peu
près exclusive des fièvres d'accès ; dans le premier,
outre ce même ordre de causes, sous l'influence
présumable de dérangements dans les fonctions digestives, et d'autres fois encore, si l'on peut ainsi
dire, *proprio motu*. Ces engorgements du foie, qui

se montrent souvent comme une maladie simple et primitive, au moins dans le ressort de nos moyens d'observation, ne peuvent guère se définir anatomiquement que par l'idée d'un épaississement du parenchyme celluleux de l'organe, consécutif parfois à une inflammation aiguë ou à une congestion, mais quelquefois aussi primitif, et semblant tenir le milieu entre l'inflammation chronique et l'hypertrophie.

Voici les divisions que j'ai pu établir entre les cas nombreux d'engorgement que j'ai eu à observer.

Quelques-uns avaient succédé à des accidents aigus, ayant revêtu tantôt la marche d'une véritable hépatite, tantôt l'apparence plus simple et plus rapide de coliques hépatiques. Ceci répondait à l'idée d'une maladie aiguë passée à l'état chronique.

Dans un certain nombre de cas, l'engorgement du foie avait paru se développer consécutivement à des troubles fonctionnels de l'appareil digestif, de forme dyspeptique.

D'autres fois, il s'était développé graduellement sans trouble fonctionnel déterminé. Il avait toute l'apparence d'une maladie essentielle.

D'autres fois, enfin, il était symptomatique d'une maladie du cœur.

La physionomie et la gravité de ces engorgements varient singulièrement suivant que les fonctions du foie, ou les fonctions digestives, ou la santé générale, sont plus ou moins altérées.

Il peut y avoir un ictère léger ou très-foncé, des douleurs hépatiques, de la sensibilité dans tout l'organe, ou bien l'augmentation de volume du foie, générale ou partielle, avec ou sans déformation, ne s'accompagne à peu près d'aucun autre symptôme hépatique. De même les digestions peuvent s'exercer en apparence d'une manière normale, les selles être naturelles. Enfin, il peut y avoir de l'amaigrissement, de la débilité, ce qui arrive ordinairement s'il existe un ictère prononcé, accompagné de prurit surtout ; il peut y avoir de l'œdème dans les membres inférieurs, de l'ascite rarement.

Ces engorgements simples du foie ne paraissent pas offrir par eux-mêmes une gravité absolue, dans ce sens qu'ils ne menaçent pas directement la vie. Aussi les occasions de les étudier anatomiquement ne se montrent-elles presque janais. Mais ce sont des maladies souvent longues, rebelles à la thérapeutique ordinaire, et qui doivent toujours laisser craindre par leur prolongation quelque transformation funeste. Les altérations organiques ou hétéromorphes sont sans doute très-souvent primitives comme le cancer dans l'estomac, l'utérus, la mamelle, le foie : mais nul doute que les désordres chroniques, fonctionnels ou organiques de ces mêmes organes, ne leur constituent un terrain fertile où elles viennent aisément s'implanter, pour peu que la constitution s'y prête, alors que la préservation, par l'hygiène ou la thérapeutique, de ces conditions favorables à leur développement, eût dû en écarter indéfiniment l'apparition.

Telle est l'idée générale qu'on peut se faire de ces engorgements du foie que nous rencontrons en si grand nombre à Vichy. Les effets du traitement thermal ne sont pas, dans tous les cas, également prononcés : sous cette apparence extérieurement identique de simple accroissement de volume de l'organe, il se cache sans doute des différences d'organisation que nous ne savons pas définir. Mais dans ce cas encore, comme dans tant d'autres, il est bien rare que l'on n'obtienne pas du traitement thermal, sinon la guérison recherchée, au moins un certain degré d'amélioration des conditions générales ou locales, d'autant plus précieuse que l'insuccès du traitement thermal laisse en général peu de chances à une meilleure réussite d'un traitement quelconque.

Une date trop récente ou trop ancienne est également peu favorable aux résultats du traitement. C'est entre dix-huit mois et quatre ans de durée que la résolution de ces engorgements m'a paru s'opérer le plus facilement.

On peut établir en règle générale que l'existence d'une ascite ou d'une anasarque prononcées contre-indique le traitement thermal. Cependant, lorsqu'on croit avoir de bonnes raisons pour n'admettre qu'un engorgement simple, un œdème des extrémités inférieures et même un léger degré d'ascite ne contre-indiquent pas le traitement, pas même toujours les bains, moyennant que l'action de ces derniers soit surveillée de fort près.

Les effets primitifs du traitement s'exercent surtout sur les conditions générales de la santé et les fonctions digestives, ou demeurent dans un grand nombre de cas inappréciables. Ce n'est, en général, que consécutivement, soit à la fin du traitement,

soit même après un laps de temps notable écoulé,
que l'organe malade lui-même paraît subir à son
tour l'influence du traitement : remarque déjà faite
depuis longtemps par Prunelle.

Lorsque l'état des organes digestifs ne s'y oppose
pas, il faut employer les eaux à dose un peu élevée.
L'engorgement du foie est une maladie où l'eau
minérale peut, avec le plus d'avantage, être administrée en assez grande proportion, et être ainsi tolérée
sans peine. Il pourrait être intéressant de rechercher
si la cause en est dans l'état du foie lui-même.

Les *coliques hépatiques* sont une des maladies
dans lesquelles on peut le plus sûrement compter
sur les effets thérapeutiques de l'eau de Vichy.
Cependant, elles soulèvent souvent une question
de diagnostic : sont-elles ou non calculeuses ? et
même s'agit-il réellement de coliques hépatiques ?

Si l'on n'entendait absolument établir le diagnostic des coliques hépatiques calculeuses que sur la
constatation directe des concrétions biliaires, on
demeurerait dans le plus grand nombre des cas dans
l'impossibilité de le préciser. Il est assez rare en
effet que l'on arrive à pouvoir saisir sur le fait cette
circonstance importante ; la cause en est certainement dans la répugnance que sollicite en général
ce genre de recherches, mais surtout dans la difficulté d'en obtenir des résultats formels. Il ne suffit
pas en effet de chercher ces concrétions parmi les
matières des déjections, à la suite des coliques ; il
faut remarquer qu'elles ne peuvent manquer, dans
beaucoup de circonstances, de s'arrêter durant le

long trajet intestinal qu'elles ont à parcourir, pour
être expulsées au moment où l'on s'y attend le
moins, alors qu'elles s'étaient soustraites aux premières explorations.

Il est impossible de n'être pas frappé de la res-
semblance qui existe souvent entre ces coliques et
certains accès de gastralgie ou d'entéralgie : on a
beaucoup à apprendre encore au sujet des névralgies
de l'abdomen. Nous avons vu des entéralgies simu-
ler d'une manière frappante la colique néphrétique.
La manière dont s'accomplit, pendant la durée ou à
la suite des accès, la mixtion, peut suffire pour éclai-
rer alors le diagnostic. Nous avons également remarqué plus d'une fois que des accidents de ce genre,
simulant la colique hépatique, étaient accompagnés
ou suivis d'une émission abondante de ces urines
décolorées que l'on désigne sous le nom *d'urines ner-
veuses*. Cette circonstance, qui nous paraît peu con-
ciliable avec l'idée de colique hépatique calculeuse,
peut annoncer qu'il s'agit d'une véritable hépatalgie,
et quelquefois, peut-être, d'une entéralgie dont le
siége se rapprocherait du foie.

Mais je ferai remarquer que le traitement thermal de Vichy paraît également indiqué dans des
circonstances en apparence aussi diverses, ce qui
n'étonnera pas absolument, puisque nous l'avons vu
nous fournir d'excellents résultats dans la forme de
gastralgie qui précisément se rapproche le plus des
accidents auxquels nous faisons allusion.

Il est incontestable que les eaux de Vichy constituent un traitement remarquablement efficace des

coliques hépatiques calculeuses, cette maladie contre laquelle la thérapeutique offre si peu de ressources. Comment agissent-elles ? Est-ce en dissolvant ou en délayant les concrétions biliaires, sans doute par l'entremise de la bile qui, chargée des principes chimiques de l'eau de Vichy, apporterait dans la vésicule biliaire les matériaux de cette dissolution ? Il y a beaucoup d'objections à faire à cette dissolution qu'admet, avec certaine réserve, cependant, notre honorable collègue M. Willemin, dans un très-bon mémoire qu'il a publié sur les coliques hépatiques et leur traitement par les eaux de Vichy. Il ne faut pas oublier entre autres choses que les eaux ne sont pas moins salutaires dans le traitement des concrétions de cholesterine que dans celui des concrétions de matière colorante, bien qu'on ne puisse leur attribuer, sur les premières, aucune action chimique quelconque.

Des recherches que j'ai faites touchant l'étiologie des calculs biliaires, et que j'ai publiées, il y a long-temps, m'ont porté à admettre que ces concrétions se formaient généralement par suite d'un ralentissement dans le cours de la bile cystique, parfois de la bile hépatique, ou de quelque obstacle apporté à sa libre circulation. Il est probable que les eaux de Vichy agissent surtout en accélérant le cours de la bile, en imprimant une activité particulière aux sécrétions hépatiques, en apportant aux organes excréteurs une tonicité nouvelle, peut-être enfin en modifiant, sous le rapport chimique, la composition de la bile, mais non pas sans doute de la manière que l'on a supposée.

Il est certain que, sous l'influence du traitement
thermal, l'expulsion des calculs se trouve singulièrement facilitée, sans douleurs quelquefois, mais plus
souvent avec des coliques, qui surviennent à Vichy
même, ou immédiatement après le traitement thermal. Quelquefois même cette disposition du traitement thermal à provoquer des coliques est tellement
forte, que l'on voit les malades demeurer incessamment sous l'imminence de coliques qui se reproduisent à de courts intervalles, et se réveillent surtout
dès que les limites d'une excessive réserve dans l'administration du traitement se trouvent un instant
dépassées. Les exemples de ce genre fournissent les
cas les plus difficiles en fait de direction du traitement thermal. Il faut une extrême persévérance
pour continuer la médication à travers ces douleurs
extrêmes, ces crises violentes, et le découragement
ou l'inquiétude qui saisissent le malade ; en même
temps, il faut apporter une délicatesse infinie dans
l'administration des eaux, une surveillance de tous
les instants pour le régime, enfin un recours discret
et opportun aux moyens, si souvent stériles malheureusement, que la thérapeutique peut opposer à
ces phénomènes douloureux. Du reste, les coliques
hépatiques, qui surviennent pendant ou aussitôt
après le traitement thermal, annoncent presque
toujours précisément une atténuation considérable
de la maladie, sinon son entière disparition, et je
n'ai jamais eu à regretter d'avoir insisté, dans les
cas auxquels je viens de faire allusion, sur l'usage
des eaux, au moins dans les limites qu'il me sem-

blait possible d'atteindre. Je dois ajouter que l'on voit ces coliques hépatiques, survenues pendant la durée du traitement thermal ou immédiatement après, s'accompagner beaucoup plus souvent de l'expulsion de calculs biliaires que les coliques précédentes.

Le traitement des coliques hépatiques, à Vichy, est généralement fort simple. Des bains quotidiens, et l'eau de l'*Hôpital* et de la *Grande-Grille* à l'intérieur, à dose très-modérée, au début surtout. C'est une erreur de considérer l'eau de la *Grande-Grille* comme banalement indiquée dans les cas de ce genre ; c'est précisément à cause de l'action spéciale qui lui est attribuée sur l'appareil hépatique qu'on ne doit y recourir qu'avec une grande circonspection : cette spécialité d'action donne lieu, avec une grande facilité, à l'excitation douloureuse de cet appareil. Je vois journellement des malades se repentir d'en avoir fait un usage intempestif, et je n'en ai jamais vu qui eussent à regretter de n'y avoir point recouru.

Dans les cas ordinaires, le traitement doit être un peu prolongé, et se continuer, s'il est possible, pendant trente ou quarante jours. Il n'est pas moins nécessaire de revenir à Vichy, même quand les coliques ne se sont point reproduites, car, dans ces sortes de maladies, on ne sait jamais au juste où l'on en est, et il faut qu'un traitement, pour devenir curatif, dépasse les limites nécessaires, si l'on veut être assuré qu'il ait atteint un degré suffisant.

LETTRE X.

GOUTTE

Etude de la pathogénie de la goutte. — Analyse physiologique et chimique des phénomènes qui servent à caractériser cette maladie. — Analyse de l'action thérapeutique des eaux de Vichy dans la goutte. — C'est aux phénomènes physiologiques, et non point aux phénomènes de la goutte, que s'adresse le traitement thermal. — Considérations sur la meilleure direction à donner à ce traitement.

La goutte est caractérisée : *physiologiquement* par une anomalie dans l'oxydation des principes azotés contenus dans le sang ; *anatomiquement* par la présence en excès de l'acide urique dans le sang, et par le dépôt d'urate de soude sur les surfaces articulaires et à l'entour des articulations, et dans quelques autres points de l'économie ; *pathologiquement* par des fluxions inflammatoires articulaires, occupant surtout les petites articulations, très-particulièrement celles du pied, et tout spécialement celles du gros orteil, fluxions qui se reproduisent à des intervalles plus ou moins rapprochés, et qui, quelles que soit leur intensité et leur durée, ne laissent guère d'autres produits pathologiques que des dépôts d'urate de soude.

Ces caractères reproduisent les phénomènes typiques de l'affection goutteuse, mais ne comprennent

pas la cause pathologique de l'affection, celle qui
préside à l'inaptitude du sang à remplir, suivant les
conditions normales, les métamorphoses relatives
aux principes azotés qu'il renferme. Cette cause pathogénique n'a pu être encore définie.

Nous savons seulement que cette inaptitude représente un des états constitutionnels qui se trans-
mettent le plus fréquemment par hérédité, et que
l'on peut dire que la goutte règne dans certaines
familles, comme une épidémie dans certaines contrées. On sait également qu'il est un ensemble de
conditions hygiéniques empruntées à tous les éléments de la *matière* de l'*hygiène* sans exception, qui
contribue très-puissamment à entretenir la goutte
dans les familles et chez les individus, ou bien à la
faire naître. Cependant la réunion de semblables
conditions n'est pas indispensable ; et l'on voit la
goutte héréditaire, ou même non héréditaire, c'est-
à-dire innée ou acquise, apparaître dans des conditions absolument opposées : mais cette circonstance
est relativement rare.

La goutte procède par des manifestations répétées,
accés de goutte, qui se reproduisent à des époques
éloignées ou rapprochées, pendant l'intervalle desquelles il n'en demeure aucune trace apparente. C'est
la *goutte aiguë*, aiguë par la forme et par l'acuité de
ses manifestations.

Ou bien la goutte procède par manifestations continues, ordinairement sujette encore à des exacerbations passagères. C'est la *goutte chronique.*

La règle générale est que la goutte ne guérisse

pas, quelques atténuations qu'elle vienne à subir, c'est-à-dire qu'une fois déterminée, l'anomalie qui la caractérise continue de régner à des degrés divers jusqu'à la fin de la vie. Cependant, il peut arriver que des manifestations goutteuses se montrent isolément et comme accidentellement dans le cours de l'existence. Il arrive encore, et moins rarement, que la goutte s'amoindrisse et disparaisse vers l'époque d'"*involution* (âge critique).

Mais la tendance naturelle de la goutte, abandonnée à elle-même, est de passer de l'état aigu à l'état chronique, et d'amener progressivement une *cachexie* particulière.

Les déterminations *régulières* ou *normales* de la goutte ont leur siége exclusif dans les jointures ou à l'entour d'elles. Mais elles peuvent également avoir lieu vers d'autres appareils ou tissus organiques ; elles sont alors *irrégulières* ou *anomales*.

Dans quels cas et dans quelles limites le traitement thermal de Vichy peut-il agir sur la diathèse goutteuse et la modifier en quelque chose ?

L'idée qui reliait l'application de Vichy au traitement de la goutte a résidé d'abord dans l'opposition de la nature alcaline de ces eaux avec les acides que l'on supposait constituer l'élément dominant de la goutte. Il y avait là une double erreur, au sujet de la nature de la maladie comme au sujet de la nature de la médication. D'abord la *matière* de la goutte n'est pas constituée par un acide, mais par un sel, et un sel alcalin, l'urate de soude. Ensuite cette matière de la goutte, acide ou saline, n'est point la

cause de la maladie, elle n'en est que la manifestation ou le produit.

Les phénomènes vitaux qui constituent les maladies à leur principe, entraînent des modifications
dans la texture de nos tissus ou dans la composition
de nos humeurs, lesquelles modifications donnent
naissance à des combinaisons nouvelles, réfractai
res à l'assimilation, ou étrangères aux transformations normales, et, par conséquent, destinées à être
éliminées par une voie quelconque, ou bien résorbées
par un mécanisme peu connu, sous peine de créer
dans l'organisme des produits morbides, organisés
ou non, qui deviennent à leur tour un des éléments
de la maladie elle-même.

Dans la goutte, ces produits sont éliminés sous la
forme d'urate de soude, sur les surfaces articulaires,
lieu d'élection normal de cette élimination, mais
aussi sur les surfaces ligamenteuses et dans le tissu
cellulaire voisin des articulations, dans le tissu os-
seux lui-même, dans l'épaisseur du derme, etc.

Sans contester qu'il y ait aucune utilité à s'efforcer
de modifier ces produits de la maladie, on peut dire
que ce serait une puérilité que de s'y attacher au point
de vue de la guérison de la maladie elle-même. Si les
eaux de Vichy n'avaient d'autre effet que de détruire
à mesure qu'ils s'accumuleraient, ces produits de la
diathèse goutteuse, il faudrait encore les employer
sans doute; mais ce ne serait assurément qu'une
médication bien accessoire, puisque, ne touchant en
rien à la diathèse, elle laisserait le malade incessamment en proie aux retours des accidents qu'elle ne

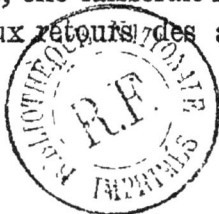

7

serait propre ni à conjurer ni à atténuer. Mais la
médication thermale de Vichy fait mieux que cela.
C'est à la diathèse, à la goutte elle-même qu'elle
s'attaque, non pas, sans doute, à la manière d'un
spécifique, dont les effets peuvent se mesurer en
quelque sorte d'avance, et surtout s'assurer avec
une certitude relative, mais comme un modificateur
salutaire dans les limites qu'il lui est donné d'atteindre, et précieux encore malgré ce qu'il a d'imparfait.

Voyons maintenant dans quel sens nous pouvons
comprendre que les eaux de Vichy atteignent le
principe diathésique de la goutte ?

Que nous enseigne l'hygiène au sujet de la goutte,
ou, si l'on veut, que nous apprend la physiologie de
la goutte ? C'est qu'un individu chez lequel les
fonctions digestives, cutanée ou urinaire, s'exercent normalement et avec un certain degré d'activité, paraît le plus possible à l'abri des atteintes de
la goutte. Or, comme se sont là, précisément, les
fonctions qui sont le plus directement afférentes à
la nutrition, c'est-à-dire à l'assimilation, il est permis de croire que la goutte consiste spécialement
dans une altération de la nutrition, peut-être pour-
rait-on dire dans une erreur de l'assimilation. De ce
désordre dans l'assimilation résulte un départ ano-
mal des principes azotés, et une direction vicieuse
de ces mêmes principes, destinés à être éliminés.

Entrons dans quelques courts développements à
ce sujet.

Il peut être considéré comme acquis à la physiologie que l'oxygène, introduit dans le sang par l'acte

de la respiration, est nécessaire à l'accomplissement
des deux ordres de phénomènes qui constituent la
nutrition, c'est-à-dire l'assimilation, et l'élimination
des divers éléments apportés à nos tissus, lesquels,
réduits à leur dernière expression, sont représentés
par carbone, azote et hydrogène. Il est donc permis
de faire jouer, dans l'analyse intime de ces phénomènes, tel rôle que l'on voudra à la prédominance
des principes azotés introduits, par exemple, eu
égard à la proportion d'oxygène abordant nos tissus,
ou bien à l'insuffisance de l'oxygène, eu égard à la
proportion des principes azotés introduits, ce qui
revient au même et peut se traduire ainsi : introduction d'une alimentation azotée excessive, alors
que l'activité de la respiration et l'exercice qui en
est un des principaux régulateurs n'atteignent pas le
degré nécessaire pour introduire une proportion
d'oxygène équivalente ; ou bien, inactivité absolue
de la respiration, de l'exercice, insuffisance de l'oxygénation du sang, eu égard à la proportion d'azote
nécessairement introduite par les aliments.

. Et la traduction hygiénique de ces données chimiques et physiologiques est que, lorsqu'on use
d'une alimentation considérable et surtout succu-
lente (azotée), il faut faire beaucoup d'exercice.
Ici, comme dans bien d'autres exemples, nous voyons
l'observation vulgaire précéder la notion scientifique
et l'analyse chimique.

Maintenant, puisque c'est aux dépens des combinaisons azotées de nos tissus que s'exerce le trouble
de la nutrition qui paraît constituer le fond de l'affec-

tion goutteuse, il est bien évident qu'en diminuant l'introduction des aliments azotés, on amoindrira ou l'on retardera la marche de ces phénomènes de nutrition vicieuse, et par suite de leurs manifestations. C'est ainsi que, dans le diabète, en cessant de fournir à l'économie du sucre, on amoindrit les manifestations les plus graves de la maladie. Mais vous aurez beau refuser l'azote à l'économie, vous n'en détruirez pas pour cela la diathèse goutteuse pas plus qu'en lui refusant le sucre, vous ne détruisez la diathèse glycosurique. On peut bien, par un régime approprié, amoindrir ou éloigner les manifestations de la maladie, mais on ne saurait atteindre de la sorte, d'une manière directe, sa cause elle-même, sa cause prochaine, c'est-à-dire l'anomalie de nutrition qui y préside.

Cherchons actuellement à rapprocher de ces faits ce que nous savons de l'action des eaux de Vichy.

Nous savons d'une manière générale qu'un individu chez qui les fonctions digestives, cutanée et urinaire, s'opèrent d'une manière normale et avec un certain degré d'activité, est le moins exposé possible aux atteintes de la goutte. Et comme ce sont là les fonctions essentiellement afférentes à la nutrition, on en peut conclure que l'intégrité des phénomènes de nutrition est la première condition préservatrice de la goutte, que cette affection, enfin, consiste en un vice particulier, en une erreur de la nutrition.

Or, on peut établir parallèlement qu'un des effets les plus manifestes des eaux de Vichy, convenablement prises et adaptées au sujet, est de régulariser les fonctions digestives, cutanée et urinaire, et de leur imprimer une activité toute particulière, et par suite que, directement ou indirectement, les eaux de Vichy tendent à maintenir l'intégrité des phénomènes intimes de la nutrition.

Il est donc permis d'admettre que les eaux de Vichy tendent à préserver de la goutte ou à corriger la diathèse goutteuse en maintenant l'intégrité de la nutrition, ou en rétablissant celle-ci troublée. Et, comme ce sont les phénomènes de nutrition vicieuse qui précèdent les manifestations goutteuses, on peut dire que les eaux de Vichy agissent réellement sur la diathèse goutteuse, sur le fond de la maladie, tandis que si, au lieu de s'attaquer à cette période initiale, elles ne s'adressaient qu'à la période terminale, et aux produits chimiques qui apparaissent alors, elles ne constitueraient qu'un moyen palliatif à peine, et tout à fait accessoire.

Ce n'est donc pas une médication empirique que nous opposons à la goutte. Nous suivons des indications déterminées, et nous définissons le sens dans lequel nous croyons agir; et ceci est tout à fait important, car de ce point de vue ainsi rationnalisé, ou du point de vue de dissolution chimique qui était autrefois en faveur, dépend absolument la direction du traitement.

Les théories chimiques du traitement de la goutte par les eaux de Vichy, en ne montrant dans celles-ci qu'un neutralisant des acides, ou un dissolvant des urates, entraînent à prendre ces eaux à des doses aussi élevées que possible, dans le but de s'alcaliser, comme on dit, d'une manière suffisante : et l'on sait à quels excès traditionnels se livraient autrefois les goutteux, à la source des *Célestins*. Cette pratique dangereuse et déraisonnable trouve encore aujourd'hui des imitateurs, que ne corrigent pas les conséquences funestes qui en sont si souvent résultées, et dont les exemples immédiats sont cependant assez significatifs.

D'un autre côté, si ces théories étaient légitimes, les eaux de Vichy devraient constituer une médication directement curative de la goutte, réellement spécifique : et il est loin d'en être ainsi.

Ce que nous pouvons attendre des eaux de Vichy, dans le traitement de la goutte, c'est de placer les goutteux dans des conditions de santé générale meilleures, et telles que la goutte ait le moins de raisons et d'occasions pour se manifester, de faire thérapeutiquement pour les goutteux ce que ceux-ci se font à eux-mêmes hygiéniquement par le régime et le genre de vie, mais d'une manière plus formelle, plus durable, plus essentielle en quelque sorte ; aussi doit-on diriger le traitement dans le sens que les conditions individuelles nous désignent, se gardant de chercher à alcaliser les malades, idée chimérique heureusement, car, si on y réussissait, on ne ferait sans doute que substituer une maladie à une autre, mais s'efforçant non-seulement de restituer à toutes les fonctions le degré d'activité qui leur est nécessaire, mais même ce surcroît d'activité qui paraît le meilleur préservatif de l'affection goutteuse, et adressant ainsi spécialement le traitement, suivant les cas, aux fonctions digestives, cutanée, urinaire, enfin, poursuivant des indications particulières et précises, au lieu de s'attacher à une indication unique . et hypothétique. Et, ' en agissant ainsi, non-seulement on en fait une thérapeutique rationnelle, mais on ne court aucun des hasards qui attendent les médications perturbatrices dans le traitement de la goutte.

La goutte est une de ces maladies dont il faut respecter les manifestations, et dont on doit craindre de troubler la marche régulière, tout en cherchant à modifier graduellement les conditions organiques qui président à leur développement. Sans parler de certaines circonstances dépendantes de l'état de la tête, ou des organes thoraciques, communes chez les goutteux, qui, si elles ne contre-indiquent pas toujours le traitement thermal d'une manière absolue, en rendent du moins l'administration fort délicate, il est certain que les eaux de Vichy administrées à haute dose constituent une médication perturbatrice et dangereuse au premier chef. Prises à doses rationnelles et avec la surveillance nécessaire pour tout traitement actif, surtout dans une maladie de ce genre, elles sont au contraire absolument inoffensives.

Il est impossible de formuler d'une manière générale un semblable traitement : lui assigner une direction banale serait une grande faute ; il doit être soigneusement adapté aux conditions individuelles qui varient beaucoup plus que ne pourrait le donner à penser le type que l'on s'est souvent plu à tracer des goutteux. L'emploi des bains qu'il n'y a nullement lieu de proscrire, d'une manière dogmatique, réclame une attention particulière. La spécialisation traditionnelle ou banale de la source des *Célestins*, dans la goutte, ne repose sur aucune base quelconque. Si, pour quelques individus, l'eau de cette source, en vertu de son action spéciale sur l'appareil urinaire, peut être indiquée par l'embarras de la circulation urinaire dans le rein, les sources chaudes de Vichy devront, dans la grande généralité des cas, leur être préférées.

Les eaux de Vichy ont pour effet d'atténuer les manifestations de la goutte. Les accès de la goutte aiguë et régulière deviennent plus rares et moins sévères; les déformations de la goutte chronique s'amoindrissent, et les raideurs articulaires s'assouplissent. Mais il est impossible de préciser dans quelles limites ces différents résultats pourront s'obtenir. Sans doute le degré de la diathèse, son ancienneté, la forme des accidents, les conditions d'hérédité, de genre de vie, pourront fournir des éléments au pronostic. Mais on ne peut rien établir de certain. Il y a des gouttes aiguës ou chroniques sur lesquelles, sans qu'on sache pourquoi, le traitement thermal n'a point de prise.

Cependant on doit, dans la généralité des cas, espérer que les accès de goutte s'éloigneront et deviendront plus courts en même temps que moins douloureux. C'est là ce qui arrive habituellement.

On peut même voir des intervalles de plusieurs années séparer les manifestations goutteuses.

Dans la goutte chronique, on voit souvent des nodosités isolées disparaître entièrement ; mais il ne faut pas compter sur la résolution de déformations considérables. Des membres entièrement impotents peuvent recouvrer une partie de leurs fonctions.

Je dois faire encore remarquer que c'est surtout à propos de la goutte chronique et de ses déformations que la théorie de la dissolution, et de ce que l'on peut appeler la dissolution brute, s'est exercée. La diminution ou même la disparition des tumeurs goutteuses semble cependant pouvoir s'expliquer aisément sans son intervention.

Comment s'entretient ou s'accroît un gonflement ou un tophus goutteux chronique ? Par suite de la continuité insensible, ou avec exacerbations, de la fluxion articulaire qui, dans la goutte aiguë, ne s'opérait que par accès ; si l'on parvient à diminuer ou à suspendre ce mouvement fluxionnaire, on arrête naturellement le développement, et, si l'on peut ainsi dire, la nutrition de ces tumeurs. Mais s'ils cessent de s'alimenter et de s'accroître, ces produits excrémentitiels déviés, si peu organisés qu'ils soient par eux-mêmes, se flétrissent, et se trouvent livrés à la résorption interstitielle, commune aux molécules normales et anomales déposées dans nos tissus. Et le traitement thermal a précisément pour effet de stimuler très-activement les éléments de cette résorption. Voici comment l'on peut comprendre la disparition ou la diminution des tumeurs goutteuses, et cette explication paraît plus vraisemblable que la théorie qui suppose que ces tumeurs se fondent tout simplement dans l'eau de Vichy.

En résumé, il n'est pas un traitement un peu efficace de la goutte qui n'offre par lui-même quelques inconvénients ou quelques dangers pour la santé générale. Le traitement thermal de Vichy, au contraire, à la condition indispensable toutefois qu'il soit administré d'une manière rationnelle, ne peut précisément modifier d'une manière avantageuse la diathèse goutteuse qu'en exerçant sur la santé générale une action non moins favorable.

Les eaux de Vichy sont d'autant plus sûrement indiquées dans la goutte que celle-ci se rapproche davantage de la forme classique, aiguë et régulière. Leur action sera d'autant mieux assurée que les premières apparitions de la maladie auront été plus récentes, et que les manifestations en auront lieu à des époques plus distantes. Quand la maladie commence à revêtir un caractère de chronicité, c'est-à-dire que les accès ne se résolvent qu'incomplètement et que ses manifestations tendent à revêtir un caractère continu, les résultats du traitement thermal sont moins marqués, et, bien que l'action résolutive de ce dernier se fasse encore sentir sur les lésions articulaires, et son action salutaire sur la santé générale, il n'exerce plus qu'une moindre influence par l'état diathésique. Mais lorsque la cachéxie goutteuse est apparue, avec l'anémie et la tendance à l'infiltration des tissus qui la caractérise, il faut renoncer à l'emploi des eaux de Vichy. Très

salutaires dans les cachexies paludéennes et dans les
cachexies abdominales, elles sont mal tolérées dans
la cachexie goutteuse, et c'est par ce que cette dernière circonstance a été méconnue que l'on a pu
s'appuyer sur des exemples dont, sur la parole de
Trousseau, on a tant abusé, pour inventer l'incom-
patibilité des eaux de Vichy avec la goutte. Il est
vraiment singulier de voir avec quelle obstination
quelques faits mal interprétés peuvent être opposés
à une observation aussi multipliée et aussi manifeste que celle dont l'application des eaux de Vichy
au traitement de la goutte a été l'objet depuis tant
d'années.

LETTRE XI

GRAVELLE

La gravelle peut guérir radicalement par l'usage des eaux
de Vichy. — Les coliques néphrétiques sont facilement
enrayées par le traitement thermal. — Les eaux de Vichy
ne dissolvent pas les pierres dans le rein ni dans la vessie.

Il ne suffit pas, pour constituer la gravelle, de ces
urines fortement acides, sédimenteuses, colorant en
rouge brique les parois du vase : il faut qu'il se
dépose, avec un sédiment plus ou moins épais, ou
même, dans une urine très-claire, un sable criant
sous le doigt ou de petits graviers isolés. Du reste,
rien de plus variable que les produits de la gravelle,
soit pour la forme, soit pour la quantité.

Tantôt il se dépose seulement un peu de sable à
la suite des fatigues ou des excès. Tantôt la présence
du sable dans l'urine est habituelle, sinon constante,
et indépendante, en apparence des conditions actuelles de genre de vie et de santé générale. Quelquefois il s'y joint des graviers multiples, semblables à des grains de plomb à tirer, ou irréguliers,
d'autres fois des graviers isolés et rares.

La gravelle ne constitue souvent qu'une légère
incommodité à laquelle on peut à peine donner le
nom de maladie. Sous aucune forme, cependant, elle
ne doit être négligée : car la gravelle la plus bénigne

en apparence peut, alors qu'on s'y attend le moins, aboutir à cet accident si douloureux, et quelquefois si grave, qu'on nomme colique néphrétique, ou au moins devenir la cause de douleurs rénales, ou bien d'irritations ou d'inflammations de la vessie ou du bassinet (pyélite) fort difficiles à déraciner.

Que la gravelle soit une maladie générale, une maladie diathésique comme la goutte, ce qui nous paraît devoir être au moins dans le plus grand nombre des cas, ou qu'elle puisse être considérée quelquefois comme une affection primitive de l'appareil urinaire, elle est certainement une des maladies qui se trouvent le plus souvent et le plus sûrement modifiées par les eaux de Vichy, et en particulier dans une de ses manifestations les plus graves, la colique néphrétique. Pour l'action curative des eaux de Vichy, la colique néphrétique fait, et encore avec avantage, le pendant de la colique hépatique. Dans ces deux formes symptomatiques, on voit les eaux réussir également dans des cas où il était permis de douter que les coliques fussent calculeuses.

La presque totalité des gravelles sont d'acide urique. Le nombre des gravelles d'une autre nature, oxalate de chaux ou phosphate ammoniaco-magnésien, est fort restreint. Ces formes particulières de la gravelle ne subissent pas moins que celle d'acide urique l'influence salutaire du traitement thermal.

Un des premiers effets du traitement est, en général, d'éclaircir l'urine et d'en faire disparaître les sédiments, s'il en existe, et le sable. Il est même beaucoup de graveleux qui cessent de faire du sable.

dès qu'ils boivent de l'eau de Vichy transportée, ou seulement une solution de bicarbonate de soude.

Cet effet, sur les dépôts habituels, soit sédimen-. teux, soit graveleux de l'urine, s'observe à peu près constamment à Vichy : mais il est un certain nombre de malades qui, pendant le cours de leur traitement, rendent à plusieurs reprises soit du sable, soit des graviers. Seulement ce sont là des émissions isolées, et de graviers plus souvent que de sable.

Les symptômes dysuriques cèdent en général assez lentement au traitement, surtout s'ils se trouvent liés à un état catarrhal de la vessie. L'hématurie ne constitue pas une contre-indication au traitement thermal, tant qu'elle ne se trouve point liée à quelque lésion organique particulière. Dans tous les cas où nous avons vu des graveleux affectés de pissement de sang, ce symptôme a cédé au moins en grande partie au traitement.

On voit des gravelles d'acide urique, bien caractérisées, guérir d'une manière complète à la suite d'un ou de deux traitements par les eaux de Vichy, moyennant que l'usage de ces eaux soit continué, sous une forme convenable, dans l'intervalle du traitement thermal, et que les malades ne vivent pas dans des conditions par trop défavorables.

Cependant on ne peut dire que la guérison radicale de la gravelle soit une chose commune ; ce n'est pas la faute du traitement et les eaux de Vichy sont parfaitement propres à obtenir un pareil résultat. Mais la gravelle résulte très-rarement de causes

accidentelles; c'est une des maladies au développement desquelles la double condition d'une constitution spéciale de l'organisme et d'habitudes hygiéniques particulières prend la plus grande part. On
comprend comment de telles conséquences doivent
être fort difficiles à détruire; mais ce que l'on obtient dans la plupart des cas, c'est de réduire une
maladie douloureuse et quelquefois non dépourvue
de gravité, ou au moins d'imminences assez redouta-
bles, en une affection parfaitement supportable et
qui entraîne à peine quelques troubles fonctionnels.
La colique néphrétique en particulier est presque
sûrement enrayée par les eaux de Vichy. Il peut
arriver cependant qu'elle se trouve déterminée,
comme la colique hépatique, par le traitement lui-
même; mais c'est un cas infiniment plus rare et
qu'il est presque toujours permis d'attribuer à un
traitement mal dirigé.

Chez les graveleux qui ne souffrent que fort peu
des reins et qui n'ont pas de coliques néphrétiques
ou n'en ont que de rares atteintes, le traitement est
fort simple : des bains journaliers et de l'eau, soit de
la *Grande-Grille*, soit des *Célestins*, qu'on peut éle-
ver à une assez haute dose, de quatre à six verres.

. Mais s'il y a un état habituel de souffrances assez
prononcé vers les reins, s'il y a surtout quelque peu
de dysurie, le traitement doit être dirigé avec beaucoup plus de ménagement. Rien de plus ordinaire,
en effet, que de voir les douleurs rénales s'exaspérer
sous l'influence du traitement, dès qu'on a atteint
certaines doses d'eau minérale. Ainsi beaucoup de

malades ne peuvent dépasser deux ou trois verres.

Souvent aussi dans les cas de ce genre, l'eau des *Célestins* est trop irritante, et celle de la *Grande-Grille* ou même de l'*Hôpital* doit être préférée. C'est à tort que l'on a attribué à la source des *Célestins* une sorte de spécificité dans les maladies de ce genre. Il n'en est rien. La température froide et le goût plus agréable de cette source sont la principale cause de la recherche qu'on en fait dans certaines maladies. Cependant on ne saurait nier qu'elle n'ait quelques propriétés diurétiques de plus que les autres sources de Vichy; mais si cette circonstance justifie une préférence habituelle, elle est trop peu prononcée pour lui mériter cette réputation de spécificité qui lui a été attribuée.

Le traitement de la gravelle peut en général être prolongé tant que les organes urinaires n'en paraissent pas fatigués. C'est une des maladies où la prolongation du traitement peut être la plus utile. Mais comme il est souvent assez difficile de retenir les malades assez longtemps à Vichy, surtout lorsque le peu de dérangement apparent de leur santé ne leur en fait pas sentir assez vivement l'utilité, il faut y suppléer par l'usage de l'eau transportée ou du bicarbonate de soude. L'eau de Vichy transportée est préférable pour cet usage.

Pour ce qui est de la pierre et de son traitement par les eaux de Vichy, c'est une question qui paraît jugée aujourd'hui; aussi me contenterai-je de présenter à ce sujet de courtes observations.

Les calculs siégeant dans le rein ou dans la vessie,

gros ou petits, c'est-à-dire trop volumineux pour être spontanément rejetés au dehors, paraissent inattaquables par l'eau de Vichy, comme par toute autre préparation connue, chimique ou autre. Lorsqu'il existe un calcul, soit dans la vessie, soit dans l'uretère, soit dans le rein, une seule chose pourrait le dissoudre, ce serait l'urine ; or, il est impossible que celle-ci acquière, par l'eau de Vichy du moins, des propriétés dissolvantes à un degré suffisant pour dissoudre la plus petite pierre. Si les graveleux guérissent, c'est que les graviers ont été évacués, et qu'ensuite, sous l'influence de la médication thermale et des modifications subies par l'ensemble de l'organisme et par la sécrétion rénale en particulier, il ne s'en est pas produit de nouveaux. Aussi les eaux de Vichy peuvent-elles rendre de grands services à la suite de la lithotritie, dans le but de prévenir la formation de nouveaux calculs.

Les suppositions faites au sujet de la dissolution par l'urine, alcalisée au moyen de l'eau de Vichy, des éléments chimiques de la pierre, combattues par des raisons théoriques sur lesquelles il est inutile de m'étendre ici, ont fait place à cette autre explication plus plausible, que l'eau de Vichy opérerait simplement la désagrégation des calculs par la dissolution du mucus qui en réunit les éléments. Mais de simples boissons aqueuses semblent aussi propres que l'eau de Vichy à obtenir ce qu'il y a de possible dans cet ordre d'idées, et enfin, car les faits ont en pareille matière beaucoup plus d'autorité que tous les raisonnements du monde, j'ajouterai : que si les eaux de Vichy communiquaient aux urines la faculté de détruire les pierres, soit en en dissolvant les éléments chimiques, soit en en désagrégeant, par la dissolution du mucus, les éléments moléculaires, on verrait des calculeux guéris par les eaux de Vichy, Mais on n'en voit pas.

LETTRE XII.

DIABÈTE.

Théorie du Diabète. — Rapprochement du Diabète, de la Goutte, de la Gravelle et de l'Obésité. — Diabète diathésique et durable et Diabète passager.

Il sera peut-être longtemps encore difficile de s'occuper du diabète, même sous une forme purement clinique, sans se demander : qu'est-ce que c'est que le diabète ? et par quel mécanisme unique, ou par quels mécanismes multiples, la glycose cesse-t-elle d'être assimilée, et ce défaut d'assimilation amène-t-il à la longue une cachexie irrémédiable ?

Les appréciations critiques de la théorie du diabète ne commencent en réalité qu'aux travaux de MM. Mialhe et Bouchardat. Les découvertes de notre éminent physiologiste, M. Cl. Bernard, sont venues y apporter des éléments d'une importance considérable. Cependant, il faut avouer que, si nous devons à ces habiles observateurs de précieux éclaircissements sur les phénomènes de la digestion, spécialement en ce qui concerne la digestion des féculents, ainsi que sur le rôle du sucre dans l'organisme, leurs recherches n'ont pas avancé beaucoup la pathogénie du diabète.

Les recherches de MM. Mialhe et Bouchardat, quelle que soit la différence qui sépare les propositions émises par ces deux chimistes, étaient de la

même famille et procédaient d'un même point de
départ. Ce point de départ était double : il s'ap-
puyait sur le fait de la transformation physiologique de l'amidon en glycose pendant la digestion, et
sur l'absence de tout autre mode de pénétration du
sucre dans l'économie. Le premier fait était vrai ;
le second manquait d'exactitude.

M. Bernard a démontré que la glycose, séparée
des féculents par l'action des sucs salivaire et pancréatique, passait, pour une partie au moins, par la
veine-porte pour traverser le foie et rentrer dans le
torrent circulatoire par les veines sus-hépatiques. Il
a constaté, chose bien plus considérable encore, que
le foie n'était pas seulement un organe de transmis-
sion du sucre, mais encore qu'il était un organe pro-
ducteur du sucre, c'est-à-dire qu'il sortait par les
veines sus-hépatiques plus de sucre qu'il n'en était
entré par la veine-porte, et surtout qu'alors qu'on
avait réduit à néant l'introduction du sucre par
l'alimentation, cet organe ne cessait d'en secréter
pendant un temps indéterminé.

Mais tout cela ne nous donne aucune idée des conditions qui président à la glycosurie elle-même. Sans
doute, la première pensée a dû être, que le foie rece-
vant ou produisant par lui-même une grande partie
du sucre qui pénètre dans la circulation générale,
cet organe devait jouer un grand rôle dans la pathogénie et dans la pathologie du diabète : mais la clinique et l'anatomie pathologique n'ont pas répondu
dans ce sens.

Je sais qu'Andral a signalé, il y a plusieurs

années déjà, une hypérémie particulière du foie, comme le caractère anatomico-pathologique du diabète. Je vois aussi, dans un ouvrage de M. Fauconneau-Dufresne, que M. de Crozant avait trouvé le foie *manifestement malade* chez 32 diabétiques, sur 41 dont il avait recueilli l'histoire. Mais l'observation commune me paraît tout à fait en désaccord avec les conclusions que l'on pouvait tirer de semblables assertions.

Sur 260 cas de diabète, je n'ai constaté de maladie du foie que chez 23 individus, et, dans aucun de ces cas, il n'a été possible de découvrir de relation entre l'affection hépatique et le diabète.

L'influence du système nerveux sur la production du diabète est beaucoup mieux établie. Le premier fait expérimental qui l'ait consacrée est l'exagération de la production du sucre, et l'apparition de ce principe dans l'urine, par la piqûre de la moelle allongée. Depuis, on a vu également le sucre se montrer dans l'urine à la suite de lésions traumatiques du système nerveux central, même de lésions traumatiques qui n'intéressaient point le système nerveux central. Mais ces curieuses observations ne sauraient nous servir en rien pour édifier une théorie du diabète. Elles ne peuvent servir qu'à consacrer un des faits les plus généraux de la physiologie : car il n'est aucun des phénomènes dont l'économie est le siége qui puisse se soustraire à l'influence du système nerveux, ou, en d'autres termes, qui n'exige pour son accomplissement régulier l'intégrité au moins de la partie du système nerveux qui y préside spécialement.

Nous nous trouvons donc en présence de données,
devenues très-certaines, touchant la digestion des
féculents et la production de la glycose.

La digestion des féculents et la séparation de la
glycose se font d'abord à l'aide des sucs salivaires
(Mialhe), puis à l'aide du suc pancréatique (Bouchardat), lequel convertit à son tour en glycose les
féculents échappés à la digestion salivaire ; enfin, le
foie crée encore de la glycose, en dehors des matériaux alimentaires, comme si ce produit était si nécessaire que l'organisme dût être toujours en mesure
de suppléer au défaut d'introduction du dehors.

Mais s'il s'agit d'expliquer pourquoi cette glycose,
qui doit se convertir ultérieurement en eau et en
acide carbonique, se retrouve quelquefois en nature
dans l'urine, les données qui précèdent ne peuvent
plus nous servir.

Cherchons si nous ne trouverons pas, dans le do-
maine de la physiologie générale, quelques éclaircissements sur ce sujet.

Les trois principes alimentaires qui servent à la
nutrition, albuminoïdes (azotés), féculents et graisseux, pénètrent dans l'organisme, c'est-à-dire dans
le sang, après avoir subi l'élaboration des sucs appropriés, les albuminoïdes du suc gastrique, les féculents des sucs salivaire et pancréatique, sous des
formes spéciales et par des voies spéciales : les albuminoïdes sont convertis en chyle par le suc gastrique et pénètrent par les veines et les chylifères ; les
graisses sont émulsionnées par le suc pancréatique

et pénètrent exclusivement par les vaisseaux chylifères : les féculents, convertis en glycose, pénètrent
dans la circulation générale, en partie et directement par les chylifères, peut-être par les veines intestinales, en partie par la veine-porte dans le foie,
d'où ils sortent par les veines sus-hépatiques, après
avoir subi dans cet organe une sorte d'action
émulsive.

C'est de ces principes, qui sont essentiellement
les principes nutritifs, que dérivent les phénomènes
de la nutrition, c'est-à-dire de la formation et de
l'entretien de nos tissus.

On sait que les principes albuminoïdes ou azotés
concourent le plus directement à la rénovation des
tissus organiques, par l'entremise du plasma et l'évolution de la cellule élémentaire ; que la glycose fournit à l'organisme de l'eau et de l'acide carbonique ;
et que la graisse, comprise avec la précédente sous
la dénomination moderne d'aliments respirateurs,
fournit les mêmes principes, sauf peut-être une con-
tribution en nature à l'entretien des parties grais-
seuses.

Voici une première série de faits que nous pouvons considérer comme avérés.

Où s'opèrent ces diverses transformations, de l'azote
en plasma, de la glycose et de la graisse en acide
carbonique et en eau ?

Ici l'observation commence à devenir un peu
moins précise.

Dans le sang lui-même, sans contredit, au moins
pour la plus grande partie de ces principes et pour
la totalité de la glycose, avec une rapidité variable.

Peut-être même reste-t-il une partie de ces transformations à opérer au point où le système circulatoire vient se confondre avec nos tissus eux-mêmes ?

Mais, quoiqu'il y ait à apprendre encore sur ces
différents sujets, nous savons que, sinon la totalité,
du moins la plus grande partie des principes introduits par l'alimentation dans le sang ont cessé, au
bout d'un certain trajet dans la circulation sanguine, d'être des albuminoïdes, du sucre, de la graisse,
parce qu'ils ont abandonné au sang les éléments
chimiques qui les constituaient.

Or, il arrive que, dans certains cas, ces principes
albuminoïdes, sucrés, graisseux, ne se détruisent ou
ne se transforment qu'incomplètement, et il en résulte un encombrement qui donne lieu à une série
de phénomènes morbides, constituant ici la diathèse
urique, ici le diabète, là l'obésité.

D'où cela provient-il ?

Cela ne provient pas d'un excès de principes introduits en nature. On peut être en proie à la diathèse urique (goutte ou gravelle), alors qu'on a
toujours fait le moindre usage possible de l'alimentation azotée ; on peut être envahi par la graisse,
malgré le régime le plus contraire ; et les diabétiques
ne dominent pas parmi les individus ou les popula-
tions qui font le plus grand usage des féculents.
Sans doute alors que la disposition morbide existe,
l'usage prédominant de tel ou de tel aliment (physiologique) peut en activer les effets ; à plus forte
raison leur influence se fera-t-elle sentir si la maladie existait déjà.

Mais si le régime par abstinence du principe dont l'évolution chimique est perturbée se trouve salutaire, il est le plus souvent impuissant à corriger cette disposition vicieuse. Il est vrai qu'il est impossible de constituer une alimentation absolument dépourvue de principes azotés ou graisseux, ce qui d'ailleurs serait incompatible avec la vie ; et que si la suppression absolue des féculents paraît seule possible, les propriétés glycogéniques du foie la rendent jusqu'à un certain point illusoire, en versant incessamment de la glycose dans la circulation.

Ce n'est donc pas l'excès des principes introduits qui rend leur transformation incomplète dans le sang. Ce ne peut être que, ou leur qualité, ou le défaut d'aptitude du sang lui-même à opérer ces transformations.

Il faut entendre par leur qualité, la nature de l'élaboration qu'ils ont subies dans l'appareil digestif.

A mesure que nous avançons dans cette analyse, nous rencontrons des faits d'un ordre moins pénétrable, et nous sommes contraints de donner place à des suppositions.

Peut-on admettre que, si les principes albuminoïdes, sucrés ou graisseux, ne se détruisent pas dans le sang, c'est que leur élaboration par les sucs gastrique, ou salivaire, ou pancréatique, aura été vicieuse ou incomplète ?

Sous le rapport clinique, la réponse doit être franchement négative. Non pas qu'il n'arrive dans beaucoup de circonstances que les fonctions digestives ne soient altérées de telle sorte que l'on puisse supposer que les évolutions chimiques qui s'y opèrent ne soient troublées elles-mêmes. Mais je dis que l'ensemble des faits cliniques ne permet pas de s'arrêter à cette idée, que le point de départ de la diathèse urique, du diabète ou de l'obésité, soit dans les voies digestives.

Ce serait donc à la physiologie chimique de nous fournir des données sur ce sujet. La théorie du diabète proposée dans le principe par M. Bouchardat rentrait dans cet ordre de faits. Mais, en réalité, la physiologie chimique est aussi muette à ce sujet que la clinique. Je n'ai pas besoin de rappeler en ce moment les résultats négatifs fournis par la considération hépatique.

On admet assez unanimement que c'est dans le sang lui-même qu'il faut chercher la cause des phénomènes que nous étudions.

Or, nous savons que ces phénomènes, considérés dans leur cercle chimique, sont des phénomènes d'oxidation, c'est-à-dire exigent la présence d'une proportion suffisante d'oxygène. Nous savons, d'autre part, qu'ils réclament un milieu alcalin, et par suite la présence d'une proportion suffisante de soude.

. Nous ne prétendons pas nier d'une manière absolue la part que telle ou telle modification chimique appréciable du sang peut apporter à la manifestation de phénomènes dépendant d'une oxidation imparfaite des principes nutritifs introduits dans la circulation.

Les relations qui existent entre les obstacles

apportés à la respiration et l'apparition du sucre dans l'urine n'en sont-elles pas un témoignage ? L'influence contraire de l'exercice musculaire sur l'apparition de l'acide urique n'en est-elle pas une autre ?

Mais le diabète et la gravelle urique existent également en présence d'une parfaite intégrité de la respiration, comme en dépit de toute l'activité imprimée par l'hygiène aux conditions qui assurent l'oxygénation la plus parfaite du sang.

Quant au défaut de suffisante alcalinité du sang, ce n'est pas un médecin de Vichy qui peut ignorer le rôle qu'on lui a fait jouer dans bien des états morbides, ainsi qu'aux applications de la médication *dite alcaline*. Mais je dois me hâter d'ajouter qu'aucun fait expérimental ne justifie la généralisation de cette hypothèse dans le diabète et dans la gravelle urique, ni surtout dans l'interprétation du mode d'action de la médication dite alcaline.

Ainsi, à mesure que nous avançons, l'observation directe nous abandonne, parce que nous nous engageons sur un terrain qui ne nous a pas encore été ouvert.

Nous voyons bien le point où les albuminoïdes, les féculents, les graisses, viennent se mêler au sang ; nous voyons également celui où ils cessent d'y exister, du moins sous leur forme élémentaire ; nous savons ce qu'ils y sont devenus à l'état physiologique ; mais nous ne savons pas pourquoi ils s'y maintiennent à l'état pathologique.

Et nous en saurions davantage, nous saurions que

c'est le défaut d'oxygène ou le défaut d'alcalinité du sang qui y présiderait, que la question pathogénique resterait encore : pourquoi ce défaut d'oxygénation ou d'alcalinité ?

C'est qu'ici les phénomènes d'affinité et de transformation chimique se trouvent sous la dépendance de phénomènes vitaux. C'est dans un milieu organisé qu'ils se passent ; et un terme du problème nous échappe, et nous échappera peut-être toujours : il faut cependant chercher à s'en rapprocher le plus possible.

L'objet de ces remarques est d'appeler l'attention sur le lien de parenté qui unit entre elles les espèces pathologiques que je viens de rapprocher.

Sans doute, la manière dont l'organisme est influencé par chacune d'elles n'est pas uniforme.

Le développement graisseux agit surtout par la gêne et la compression qu'il exerce sur les organes. Aussi ne lui attribue-t-on un caractère pathologique que lorsqu'il a atteint un degré considérable et en quelque sorte exceptionnel.

La gravelle urique n'entraîne généralement de conséquences graves que par les désordres qu'elle peut amener dans un appareil qu'elle traverse, l'appareil urinaire.

La goutte trouble déjà la santé beaucoup plus profondément, et il n'est même pas nécessaire qu'elle dévie de sa marche régulière pour entraîner par elle-même un état cachectique.

Le diabète est de tous ces états morbides celui dont le retentissement est le plus profond et amène

le plus sûrement la cachexie, c'est-à-dire l'épuisement de l'organisme.

Cela est sans doute en rapport avec le besoin qu'a
l'économie de chacun de ces principes, et avec le
degré de souffrance qui résulte des conditions réfrac-
taires à leur incorporation.

Mais ce qu'ils ont de commun, ces trois états morbides, c'est que leur origine appartient à chacun des
principes qui président essentiellement à la nutrition, et que leur caractère primordial est le défaut
d'assimilation de l'un de ces principes.

Ce qu'ils ont de commun encore, c'est que le
trouble fonctionnel qui constitue leur manifestation
essentielle, au moins l'apparition du sucre et celle
des sédiments uriques dans l'urine, car l'existence
en excès de la graisse se traduit d'une autre façon,
peut se montrer isolément, passagèrement, et en
dehors de la maladie que caractérise leur manifestation constante ou habituelle.

De telle sorte qu'il peut y avoir apparition d'acide
urique ou de sucre dans l'urine, sans qu'il existe de
gravelle ou de diabète.

C'est ainsi que les manifestations élémentaires de
la gravelle (sédiments uriques) se reproduisent en
dehors de toute prédisposition, sous l'influence d'un
trouble apporté à l'organisme par une cause accidentelle quelconque : causes affectives, fatigues,
course prolongée, veilles, dérangement dans le régime.

Puis il y a des individus chez qui ce même phénomène se reproduit avec une facilité particulière et

sous une forme très-prononcée, pour la moindre
cause occasionnelle, sans qu'il existe encore de maladie : cela paraît tenir au caractère général de la
constitution.

Enfin il y a d'autres individus chez qui ces manifestations existent en vertu d'une disposition formelle et indépendante de toute cause occasionnelle
ou déterminante, disposition souvent héréditaire et
développée à un degré morbide. On dit alors qu'il
existe une diathèse.

Ainsi, apparitions accidentelles, sous l'influence de
causes particulières ; apparitions fréquentes et faciles sous l'influence de causes quelconques, et par
suite d'une disposition constitutionnelle ; apparitions
essentielles et sans causes occasionnelles, sous l'influence d'un véritable état diathésique ; tels sont les
trois degrés sous lesquels nous pouvons étudier les
manifestations de la gravelle. Ces manifestations
n'existent dans leur entier développement que dans
le troisième degré ; elles existent à un état tout élémentaire dans le premier. Et peut-être, quand elles
viennent à se développer et à se montrer d'une manière continue, cela tient-il simplement aux mêmes
conditions organiques, mais prononcées et perma-
nentes, qui, passagères et à un degré léger, en dé-
terminaient ce que nous en avons appelé les manifestations élémentaires.

Ne voit-on pas de même le sucre apparaître dans
l'urine sous l'influence d'une gêne accidentelle de la
respiration, d'une lésion traumatique des centres
nerveux, ou même d'autres régions, de causes affec-

tives même (Cl. Bernard), en dehors du diabète ?
Et qui peut affirmer que des recherches plus expres-
ses ne montreront pas bien d'autres apparitions
accidentelles de la glycose dans l'urine, rapprochant
encore davantage le caractère de ces apparitions de
celles des sédiments uriques ?

Mais tout autre est la *maladie*, que nous appelle-
rons gravelle, ou diabète, ou diathèse urique ou diathèse glycosurique. Ici le désordre fonctionnel est
permanent par le fait d'une cause organique que
nous supposons, sans la connaître, par une nécessité
philosophique. C'est le germe de la maladie, c'est
quelque chose qui est par delà les affinités chimiques, comme par delà le blastème lui-même, et
qui préside à tous les actes de l'organisme sain ou
malade.

Je termine cette étude comparative par un dernier ordre de considérations emprunté à la thérapeutique, car c'est là, en réalité, je dois le dire, ce
qui m'a conduit à l'ordre d'idées que je viens de
développer.

Appelé par les circonstances spéciales de ma pratique à mettre en usage un traitement identique, le
traitement thermal de Vichy, dans le diabète, dans
la diathèse urique, dans l'obésité, j'ai été frappé de
l'identité presque absolue des résultats que j'en
obtenais, et pour leur caractère et pour leur portée,
dans ces divers états morbides.

Les résultats thérapeutiques que j'ai exposés à
propos de la goutte et de la gravelle, j'aurai à les

exprimer presque dans les mêmes termes, à propos du diabète et de l'obésité.

Dans aucune de ces grandes maladies de la nutrition, le traitement de Vichy ne se montre comme médication spécifique, dans aucun, peut-être, il n'apporte par lui-même la guérison, mais, dans tous, il apporte une atténuation comparable.

Dans tous les cas où l'ancienneté de la maladie, une intensité excessive de la cause morbide, des complications fortuites, des conditions hygiéniques hostiles, ne viennent pas frapper toute intervention thérapeutique de stérilité, une atténuation considérable est la règle. Elle est la règle pour la goutte, comme pour le diabète, comme pour la gravelle. Cette atténuation assurée s'obtient alors que toute autre médication méthodique avait épuisé ses effets; je ne compare pas ici les eaux de Vichy aux autres eaux minérales, je les prends pour type de la médication thermale.

Sans doute encore des manifestations afférentes à la goutte, à la gravelle, au diabète, peuvent apparaître fortuitement et disparaître. Mais je parle de ces maladies *confirmées*. Que si d'heureuses exceptions peuvent être rencontrées, nous ne devons encore une fois nous arrêter qu'à l'ensemble des faits.

Quel est donc ici le rôle des eaux de Vichy ? Nous ne saurions entrer en ce moment dans cet autre sujet de recherches, où nous rencontrerions de nouvelles difficultés, si nous voulions nous tenir dans le cercle d'une observation sévère.

Je me contenterai de le formuler, ce rôle, dans la proposition suivante qui est la seule expression possible des faits thérapeutiques auxquels je fais allusion : les eaux de Vichy tendent à régulariser les troubles survenus dans l'assimilation des principes nutritifs, protéiques ou respirateurs, introduits dans la circulation sanguine.

Associées aux conditions d'hygiène et de diététique en particulier, qui sont exigées par le désordre spécial existant dans l'assimilation des principes azotés, ou graisseux, ou féculents, elles fournissent au traitement de ces maladies de la nutrition un ordre de ressources que l'on ne rencontre dans aucun autre ordre thérapeutique.

Leurs effets y sont du reste d'autant plus apparents que l'état pathologique survenu est plus simple dans ses manifestations : très-prononcés dans la gravelle urique, qu'ils réduisent en général facilement à sa plus simple expression, ils sont presque aussi sensibles dans le diabète, tout en atteignant beaucoup moins profondément le principe même de la maladie. Dans la goutte, la médication thermale fournit des résultats moins assurés, parce que la maladie revêt ici des formes beaucoup plus compliquées. Quant à l'obésité, c'est certainement sur elle qu'elle a le moins de prise, bien que l'on y retrouve des traces prononcées de son action correctrice sur les désordres de la nutrition.

Les considérations pathogéniques que je viens d'exposer ne s'appliquent certainement pas à tous les cas de diabète.

9

Le professeur Cl. Bernard a appuyé dans le principe la pathogénie générale du diabète sur un accroissement effectif du sucre du foie, et hors de proportion avec les matériaux du sang qui peuvent servir à sa destruction. Il est probable, car ce point de pathologie réclame encore quelques démonstrations, que certains diabètes, d'une durée limitée, reconnaissent une pareille origine. Ce sont là des diabètes curables, comme sont curables les diabètes qui résultent d'un trouble apporté dans l'innervation ou dans la respiration, lorsque les circonstances pathologiques qui les ont fait naître ont disparu.

Mais autres sont les diabètes dont je me suis occupé, et auxquels la dénomination de diathèse glycosurique me paraît devoir s'appliquer, comme celle de diathèse urique et de diathèse graisseuse aux faits qui m'ont servi de sujet de rapprochement.

Ainsi, ce n'est pas le fait de rendre des urines sucrées, et d'en rendre même pendant un certain temps, qui comporte par lui-même aucun caractère de gravité, et, à plus forte raison, d'incurabilité, même relative. C'est le caractère diathésique de la maladie qu'il faut interroger, si l'on veut établir un pronostic rationnel, et savoir si la maladie né ressort que de conditions organiques accidentelles, ou si elle dépend de conditions durables, comme le sont les conditions qui président à l'existence de la goutte, de la gravelle, de l'obésité, etc.

LETTRE XIII.

MALADIES DE L'UTÉRUS

Engorgement du col, avec érosions et catarrhe utérin. — Troubles généraux de la santé. — Effets du traitement thermal. — Celui-ci constitue surtout une médication générale. — Peu d'action sur l'état utérin. — Contre-indications déduites de l'état général de l'économie ou de l'état local. — Mode d'administration du traitement. — Engorgements de l'ovaire. — Tumeurs fibreuses de l'utérus.

Le sujet dont nous allons nous occuper doit être divisé en deux parties : 1° maladies de matrice proprement dites, engorgements, érosions, déplacements ; 2° tumeurs utérines et tumeurs ovariques. Nous étudierons successivement ces deux groupes de maladies.

Nous rencontrons d'abord, dans le premier, des femmes affectées d'érosions et d'engorgement du col de l'utérus, mais ayant déjà subi un traitement local, dont les cautérisations avaient toujours fait partie. Ces érosions, plus ou moins profondes et étendues, soit sur les lèvres, soit dans l'intérieur du col, quelquefois saignantes, étaient simples ou granulées. Dans quelques cas, elles avaient complétement disparu avant le traitement thermal ; dans d'autres, elles persistaient encore, quoique toujours en voie d'amélioration sous l'influence des cautérisations pratiquées, et des autres moyens qui avaient pu être employés.

Comme il arrive à peu près constamment dans les cas de ce genre, le col était plus ou moins tuméfié, dur et déformé, mais sans laisser soupçonner autre chose qu'un état d'engorgement simple et susceptible de résolution. Dans beaucoup de cas aussi, il y avait un état de renversement de la matrice, presque toujours en avant.

On admettra, sans doute, que ces sortes de malades forment entre elles un groupe pathologique assez naturel, quelles que soient les dissemblances qu'elles pouvaient présenter au point de vue des altérations locales que nous venons d'indiquer en masse ; en effet, ce n'est pas de la nature particulière de celles-ci que paraissent dépendre les indications thérapeutiques que nous avons spécialement en vue, non plus que les résultats les plus importants du traitement.

La plupart de ces malades offraient, à un haut degré, les symptômes utérins, tels que douleurs et tiraillements lombaires et inguinaux, pesanteur hypogastrique et périnéale, station debout et marche pénible ou même à peu près impossible, irritations vulvaires douloureuses, règles précédées ou accompagnées de douleurs abdominales ou lombaires. La leucorrhée était, de tous ces symptômes, le plus variable : tantôt peu prononcée, tantôt annonçant un catarrhe utéro-vaginal considérable.

Dans presque tous les cas, la santé générale était altérée : dérangement considérable des fonctions

digestives, dyspepsie, constipation, affaiblissement
général, suite ou du défaut d'exercice ou d'une leucorrhée abondante, ou semblant dépendre du fait de
la maladie elle-même ou d'une mauvaise constitution.

Voici quels ont été, dans le plus grand nombre
des cas, les résultats obtenus au moyen du traitement thermal.

L'amélioration des fonctions digestives et des
forces générales est habituellement le premier effet
du traitement. L'appétit se développe, les digestions
longues et pénibles tendent à reprendre une marche
normale. Ces langueurs épigastriques, cet état général d'anéantissement qui accompagnent les digestions des dyspeptiques, et que présentent si souvent
les femmes atteintes de maladies de matrice, dimi-
nuent ou disparaissent ; il en est de même des aigreurs, des pneumatoses, des ballonnements épigastriques. La constipation, on le comprend, cède beaucoup moins vite : mais on y remédie artificiellement
à l'aide de douches ascendantes, et celles-ci amènent
le plus souvent un bien-être considérable. En même
temps, cet état de brisement général, de découragement, si commun chez ces sortes de malades, commence à céder ; la physionomie acquiert de l'anima-
tion, et, chez les plus maigres, les joues ne tardent
pas à se remplir ; la peau reprend de la chaleur et
de la souplesse.

Parmi les symptômes utérins, ceux qui se ressen-
tent le plus tôt et au plus haut degré de l'action
favorable du traitement sont la faiblesse lombaire
et hypogastrique, les tiraillements, les pesanteurs, et

un phénomène moins commun, mais fort pénible, ces irritations vulvo-urétrales auxquelles certaines malades sont fort sujettes, ou qui existent même d'une manière permanente. Les douches vulvaires et les bains de piscine prolongés ont surtout une action marquée, et quelquefois immédiate, sur ces symptômes très-douloureux, ou au moins fort incommodes.

La possibilité de se tenir debout, de marcher, d'aller en voiture, reparaît donc en général assez promptement chez ces malades, et concourt, avec le rétablissement des digestions, à changer leur physionomie et leurs allures de la manière la plus satisfaisante.

Il n'en est pas de même de la leucorrhée. Il est rare que celle-ci se trouve primitivement et manifestement modifiée par le traitement thermal ; c'est certainement de tous les symptômes utérins celui qui se soustrait le plus communément à l'action des eaux de Vichy, quel qu'en soit le mode d'administration. Ceci ne veut pas dire que, consécutivement, et quand la maladie tend formellement à disparaître, ou a disparu, la leucorrhée ne puisse subir des changements analogues ; mais ceux-ci paraissent plutôt sous la dépendance de la marche définitive de la maladie que sous celle de la médication.

Quant à l'état de l'utérus lui-même, on voit le plus souvent, de la manière la plus manifeste, le col diminuer de grosseur ; mais on voit plus rarement les érosions directement modifiées par le traitement lui-même. Celui-ci ne dispense pas habituellement de cautérisations consécutives. L'utérus abaissé ne paraît pas davantage se redresser sensiblement sous l'influence des eaux. Mes propres observations sont loin, sous ces divers rapports, de m'avoir offert les résultats extraordinaires qu'a publiés mon honorable collègue, M. Willemin.

Je ne saurais donc indiquer, comme résultat de l'action directe du traitement sur l'utérus lui-même, qu'une tendance à la résolution des engorgements du col ; mais pour ce qui est des érosions, des déplacements, des sécrétions morbides, il n'y a générale_ment pas à compter sur des effets immédiats.

Cependant les choses ne se passent pas toujours ainsi. Je n'insisterai pas sur la contre-indication banale qui résulte de l'existence de phénomènes aigus ou inflammatoires. Mais il est des malades qui, placées en apparence dans des conditions identiques avec celles dont je viens de tracer le tableau, sont loin de ressentir des effets aussi favorables de la part du traitement thermal.

Une première catégorie se compose de femmes offrant un état hystérique caractérisé, ou ayant déjà présenté des accidents névropathiques déterminés du côté de l'utérus.

J'ai eu occasion de reconnaître dans mainte circonstance que les femmes hystériques supportent assez mal les eaux de Vichy. Les phénomènes d'excitation que ces eaux peuvent déterminer chez tout le monde, lorsqu'elles sont prises à trop haute dose ou pendant un temps trop prolongé, surviennent en général aussitôt chez elles. Douleurs cardialgiques, anorexie, insomnie, accidents nerveux et enfin accès d'hystérie, voilà ce que l'on voit souvent se reproduire, malgré les précautions les plus grandes apportées dans l'administration du traitement. On voit également se renouveler, sous l'influence manifeste du traitement thermal, des phénomènes considérables de névralgie utérine qui s'étaient déjà montrés à des époques antérieures.

Il est un autre ordre de faits non moins intéressant, où il est question de femmes qui ne diffèrent en apparence de celles dont nous avons vu tout à l'heure la santé se rétablir, au moins en partie, sous l'influence des eaux de Vichy, que par la circonstance suivante : qu'elles n'avaient encore subi aucun traitement propre à modifier l'état de l'utérus et à le diriger, pour ainsi dire, dans le sens de la guérison ; dans tous les cas de ce genre qui se sont présentés à mon observation, les accidents utérins ont empiré ; la santé générale, après une amélioration apparente, s'est trouvée plus vivement encore compromise et les résultats définitifs du traitement thermal ont été certainement nuisibles.

J'ai rencontré des faits de ce genre où, méconnaissant moi-même l'existence d'une affection utérine, je croyais appliquer le traitement à une simple dyspepsie chlorotique. J'ai d'autres fois adressé directement le traitement thermal à la maladie utérine, alors que je ne connaissais pas encore la contre-indication actuellement signalée. Depuis que mon attention a été éveillée sur ce point, j'interroge avec beaucoup plus de soin l'état de l'appareil utérin, surtout quand l'insuccès de la médication thermale, dans des cas· où elle semblait devoir réussir, porte à soupçonner quelque altération méconnue.

J'ai bien essayé de combiner le traitement direct de l'affection utérine, ainsi les cautérisations, avec le traitement thermal ; mais je n'en ai généralement obtenu que de médiocres résultats. Aussi je crois très-préférable de suivre une autre marche, et de n'aborder le traitement thermal que lorsque la maladie a été préalablement modifiée par un traitement approprié.

Ce qui ressort le plus manifestement de tous ces détails, c'est que le traitement thermal de Vichy ne paraît exercer qu'une très-faible action sur les altérations de l'utérus lui-même, mais possède une influence considérable sur le rétablissement de la santé générale.

Lorsque les symptômes utérins propres à déceler les altérations dont nous nous sommes occupés deviennent assez apparents pour fixer l'attention du médecin avant que la santé de la femme s'en soit profondément ressentie, et que celle-ci ne refuse pas de se soumettre en temps opportun aux soins indiqués, il suffit ordinairement d'un traitement approprié, général et local surtout, pour que toutes traces de la maladie disparaissent et sans laisser de suites après elles. Il n'est pas précisément rare de rencontrer des femmes que de légères cautérisations du col de l'utérus débarrassent entièrement de quelques accidents locaux, sans retentissement sur la santé générale ; il n'y a aucun doute que les eaux de Vichy n'auraient rien d'utile à faire dans les cas de ce genre.

Mais les choses sont loin de se passer toujours ainsi. L'obscurité des symptômes utérins, la répugnance que les femmes éprouvent à les accuser, la résistance qu'elles apportent surtout à l'emploi des moyens propres à les faire reconnaître et à les traiter, laissent la maladie s'aggraver ; alors la santé générale s'altère à un degré souvent considérable : la circulation, la digestion, les fonctions cutanées semblent s'enrayer dans leur évolution, et l'on se trouve placé dans une sorte d'impasse dont il est fort difficile de sortir.

On ne parvient pas à guérir les altérations locales de la matrice, parce que celles-ci ont besoin, pour se résoudre, de trouver dans le reste de l'organisme des ressources qui leur manquent, et la santé générale ne se rétablit pas, parce que les lésions dont le retentissement avait troublé l'ensemble des fonctions, subsistent encore, Elle ne se rétablit pas, surtout, à cause de l'insuffisance de nos moyens thérapeutiques qui, ne s'adressant qu'à des indications isolées, comme le fer, les toniques, les révulsifs, usent stérilement leur action, faute de pouvoir embrasser dans leur cercle une somme suffisante de phénomènes organiques.

Mais ce que la thérapeutique ordinaire ne peut effectuer, on l'obtiendra de ces grands modificateurs de l'économie que constituent les bains de mer, les eaux minérales, l'hydrothérapie. Eux seuls peuvent

résoudre ce problème de la reconstitution générale
et simultanée des fonctions, condition expresse de
la guérison de la maladie locale, et du retour à la
santé.

Mais comme ces médications n'ont qu'une action
lointaine et en apparence tout-à-fait indirecte sur
les altérations locales, qui sont elles-mêmes un obstacle absolu au rétablissement de la santé, il faut, pour
arriver au but final, que celles-ci aient été déjà
directement atteintes et modifiées par leurs modificateurs spéciaux. Autrement, il est à craindre que
ce traitement général, par cela même qu'il est sans
prise sur elles, n'agisse d'une manière perturbatrice
et n'en aggrave les conditions.

Il résulte de tout ce qui précède que le traitement
des maladies utérines réclame à Vichy une attention
des plus scrupuleuses. C'est certainement un des
sujets où l'issue du traitement dépend le plus étroite-
ment de la manière dont il a été dirigé. Que de
fois j'ai vu des accidents inflammatoires de la plus
haute gravité, ou des névralgies intenses et opiniâtres, apparaître pour quelques douches inopportunes,
pour une surveillance insuffisante des effets de la
balnéation. pour le choix de telle ou telle source
mal indiquée ! Bien que les bains, et les bains prolongés, doivent faire, en général, la base du traitement,
la susceptibilité des malades doit être soigneusement éprouvée à leur sujet. Bien que l'indication
des sources ferrugineuses semble presque toujours
dominante, leur emploi prématuré sera souvent nui-
sible, et c'est toujours par les sources douces,

comme l'*Hôpital* ou le *Puits-Chomel*, que le traitement doit être commencé. En résumé, la moindre faute de direction aura presque toujours ici des conséquences très-regrettables.

Je n'ai jamais rien obtenu dans les tumeurs enkystées de l'ovaire, ce qui ne surprendra pas beaucoup. Mais dans les tumeurs qui méritent le nom d'engorgement de l'ovaire, c'est-à-dire qui ne permettent pas de supposer l'existence de changements dans la structure de cet organe, l'action résolutive des eaux de Vichy trouve à s'exercer d'une manière très-efficace, et j'ai vu maintes fois disparaître entièrement de petits engorgements, qui n'étaient peut-être pas encore grand'chose par eux-mêmes, mais qui auraient pu, sans doute, aboutir à des transformations d'une extrême gravité.

Quant aux tumeurs fibreuses de l'utérus, ces tumeurs indolentes par elles-mêmes, bosselées et implantées dans un des points du corps de la matrice, où elles se développent, soit du côté de sa face externe ou péritonéale, soit du côté de sa face interne ou muqueuse, souvent multiples, qui exercent si peu de retentissement sur la santé générale et souvent sur les fonctions utérines elles-mêmes, qui n'existent, la plupart du temps, qu'à titre de corps étrange et incommode, tant qu'elles n'ont pas donné lieu à des hémorrhagies utérines, ou que par leur volume elles n'ont pas entravé le jeu des organes et des parties avoisinantes, on sait que les moyens dont dispose la matière médicale sont sans effets sur elles. Les eaux minérales, chlorurées sodiques, dont les propriétés résolutives leur seraient certainement très-appropriées, ont le grave inconvénient de favoriser les congestions hémorrhagiques de la matrice, ce qui les rend difficiles à employer vis-à-vis d'une lésion dont un tel accident est la conséquence la plus redoutable. Parmi les eaux de cette classe, celles de La Motte paraissent faire exception, ce qui s'explique peut-être par certaines circonstances de leur constitution chimique.

Les eaux de Vichy possèdent également une action résolutive considérable au sujet de ces tumeurs, avec cet avantage que, loin de favoriser les règles exagérées ou les hémorrhagies proprement dites, elles les modèrent en général ou les arrêtent ; et j'ai vu maintes fois des écoulements sanguins continus s'arrêter pendant le cours du traitement thermal, et en particulier pendant l'usage des bains de piscine prolongés.

Je ne saurais prétendre que l'on ne puisse reconnaître d'exceptions à ce que j'ai observé sous ce rapport sur une grande échelle. Il n'y a, en thérapeutique, aucune espèce de résultat auquel on ne puisse opposer quelque fait contradictoire. J'affirme seulement que c'est là un fait d'observation très-formel, et que la règle est que les hémorrhagies et congestions hémorrhagiques qui accompagnent les fibroïdes utérins ne soient point accrues, mais au contraire soient tempérées ou enrayées par le traitement thermal de Vichy.

Quant à la mesure de l'action résolutive de ce traitement sur ces tumeurs, il va de soi qu'elle est

assez restreinte. Elle ne s'exerce certainement pas
sur les tissus dégénérés eux-mêmes. Mais la dégénérescence fibreuse est précédée par un travail prépa-
ratoire, enveloppant les noyaux fibreux comme d'une
atmosphère où les éléments n'ont pas encore subi
de transformation définitive, et où l'altération paraît encore limitée au milieu circulatoire. C'est sur
ces points que s'exerce l'action résolutive du traitement, amoindrissant ainsi l'ensemble des tumeurs,
faisant disparaître même des engorgements peu
étendus et récents encore, et souvent maintenant,
pendant plusieurs années, par la répétition du traitement, des tumeurs, même d'un volume très considérable, dans les mêmes dimensions.

Aussi je n'hésite pas à affirmer que, en dehors de
contre-indications étrangères à la lésion elle-même,
le traitement thermal de Vichy est absolument indiqué dans les fibroïdes utérins, à quelque époque de
leur durée qu'il ait à intervenir.

LETTRE XIV.

LA SAISON THERMALE

Que faut-il entendre par saison thermale ? — Vieux langage ;
vieilles idées. — De la saison qui convient le mieux
pour un traitement thermal. — Durée du traitement.

Il ne s'est pas créé seulement des idées toutes
particulières à l'usage de la médecine thermale : on
a encore inventé à son sujet un vocabulaire à part
et qui réclame une traduction pour être compris.
Qu'est-ce qu'une *saison thermale ?* On entend quelquefois par là l'époque à laquelle on a restreint
arbitrairement l'usage des eaux ; mais surtout on
emploie ce mot dans le sens de traitement. On dit :
il faut faire une, deux saisons, une demi-saison ; ou
bien : j'ai fait une bonne saison, comme peuvent
s'exprimer les industriels qui sont venus exploiter, à
une station thermale, les besoins et les caprices du
public.

Dans quelque sens que l'on prenne le mot de
saison, il me semble qu'il y aurait tout avantage
à le rayer, je ne dirai pas du langage thermal,
car il ne doit pas y avoir de langage thermal plus
que d'idées thermales, mais des habitudes thermales,
et à lui rendre sa signification vulgaire. Employer
ce mot dans le sens de la saison où il faut prendre
les eaux, c'est préjuger ce que nous croyons au

moins douteux, qu'il y ait une relation formelle entre l'usage des eaux minérales et une saison quelconque. Quant à dire : faire une saison, une longue saison, on remarquera simplement que ce n'est pas français, et que le mot *traitement* ou le mot *cure*, usité par les Allemands, serait beaucoup plus convenable et plus facile à comprendre.

Cependant, réunissant ici tout ce que, à tort ou à raison, on a rattaché à la saison thermale, nous passerons en revue les questions suivantes :

Ne convient-il de faire usage des eaux que pendant une saison particulière ? Quelle est la saison où il convient le mieux de faire usage des eaux de Vichy ? Quelle doit-être la durée du traitement ?

C'est une croyance généralement répandue, que les eaux minérales ne doivent être prises qu'à des époques déterminées, généralement assez restreintes et à propos desquelles on confond avec trop de complaisance l'usage médical des eaux avec les convenances administratives des établissements, ou bien encore avec le cortége de distractions et de plaisirs qui, dans beaucoup de localités thermales, fait partie intégrante de la question hygiénique et thérapeutique.

Au point de vue de l'action thérapeutique des eaux considérée en elle-même, il est bien clair que la saison qu'il fait ne saurait changer en aucune façon la manière dont elle s'exerce. Quelque idée que l'on se fasse de l'action intime et moléculaire des eaux, on ne saurait admettre raisonnablement soumise elle-même aux influences atmosphériques. Nous ne connaissons aucune médication qui se trouve dans un pareil cas, et d'ailleurs il n'est pas une eau minérale dont on ne fasse usage utilement, loin des sources, à quelque époque de l'année que ce soit.

Mais il est certaines circonstances, relatives au mode d'administration des eaux minérales, qui ne sont pas aussi indépendantes de la saison. Ainsi, il est clair qu'une saison froide est une circonstance peu favorable à l'usage journalier des bains et des douches. Mais encore ceci s'applique-t-il davantage aux conditions d'aménagement des localités thermales qu'à la nature du traitement lui-même. Il est certain en effet que les eaux de Vichy pourraient être aussi bien prises, de la manière la plus complète possible, l'hiver que l'été, en s'astreignant aux précautions exigées par la température. Que la forme du traitement dût être modifiée par suite de cette dernière, ceci n'est pas une question. Et d'ailleurs nous sommes souvent obligés d'en faire autant à l'époque en apparence la plus favorable, par suite des vicissitudes de la saison, des chaleurs extrêmes, etc. Il est vrai encore qu'il est un certain nombre de stations thermales que la rigueur de la température ne permettrait pas de songer à aborder l'hiver; il en est même, dans les Pyrénées et dans les montagnes de l'Auvergne, que leurs habitants abandonnent durant plusieurs mois de l'année. Il est bien clair que ce n'est pas de ces eaux-là que nous parlons.

Ce qu'il importe de savoir, c'est que, si les médications thermales ne sont point usitées pendant l'hiver, cela tient à des circonstances étrangères à leur action thérapeutique elle-même, et que les conditions de saison ou de température doivent seulement entraîner de simples modifications dans leur mode d'administration et un certain ordre de précautions.

Tout cela ne signifie pas qu'il ne faille point avoir égard à la saison, lorsqu'on doit suivre un traitement thermal. D'abord il y a une série d'affections, celles de l'appareil respiratoire, qui ne s'accommoderaient pas aisément d'un déplacement et d'une vie en plein air, pendant un temps froid. Ensuite, et c'est là ce qui justifie le mieux les limites restreintes pendant lesquelles les établissements thermaux sont hantés, la plupart des maladies qui réclament les eaux minérales ont une marche lente et une longue durée qui n'assignent pas précisément un caractère d'urgence à leur traitement, et qui permettent de choisir l'époque la plus opportune. La question ainsi posée, il n'y a pas de doute qu'il soit préférable d'aller prendre les eaux pendant la belle saison ; mais il évident aussi que les limites sacramentelles dans lesquelles se renferme habituellement la saison destinée à leur usage n'ont point de raison d'être.

A Vichy, l'Etablissement thermal est ouvert toute l'année. La saison officielle n'existe cependant que du 15 mai au 15 octobre. Le malade peut donc toujours venir avec toute assurance pour y suivre un traitement thermal. Cette prolongation de la saison est une des heureuses innovations dues à la Compagnie fermière. Autrefois, et jusqu'en 1859, l'usage des eaux était, il est vrai, toujours permis, et il n'était pas impossible de prendre des bains à domicile. Mais aujourd'hui l'Etablissement thermal est organisé pour un service d'hiver, suivant toutes les conditions commandées par l'hygiène et le comfort.

Lucas, le médecin inspecteur qui a précédé Prunelle, et sous la direction duquel Vichy a réellement acquis la réputation qui en fait, aujourd'hui, grâce au développement qu'il a reçu depuis quelques années, le premier établissement thermal de l'Europe, avait institué à Vichy, pour nous servir du langage de convention, deux saisons. La première durait pendant les mois de mai et de juin ; mais l'établissement thermal était fermé pendant le mois de juillet, pour s'ouvrir de nouveau au mois d'août. Lucas avait remarqué, comme nous pouvons le faire tous les ans, que, si les temps froids ne sont pas précisément une condition favorable au traitement thermal, les grandes chaleurs n'en constituent pas une meilleure. Alors, et surtout par les temps d'orage, la surexcitation du système nerveux, la disposition aux congestions actives, rendent les eaux plus difficiles à tolérer, leur action excitante se développe, les diarrhées se multiplient, il faut en surveiller l'emploi avec beaucoup de circonspection, souvent même les suspendre.

Il y a trente ans, le nombre des malades qui fréquentaient les localités thermales était beaucoup moindre qu'aujourd'hui (1). Le médecin-inspecteur s'y trouvait souverain maître pour tout ce qui concerne l'hygiène et la thérapeutique. Aujourd'hui, la foule qui encombre nos stations ne permettrait plus de clore nos établissements pendant la belle saison, et les médecins-inspecteurs, à tort ou à raison, ont été dépouillés de toute initiative administrative. Les temps sont bien changés. Notre pensée n'est assurément pas de demander que l'établissement de Vichy soit fermé pendant le mois de juillet, mais nous voudrions que l'on arrivât à comprendre que le choix de cette époque de l'année est tout simplement une affaire d'habitude et de mode, et qu'il est infiniment préférable de prendre les eaux par une température modérée que pendant les ardeurs de la canicule.

Les deux époques les plus convenables pour suivre dans les meilleures conditions possibles le traitement de Vichy, c'est depuis le 1er mai jusqu'à la fin de juin, et depuis le 15 août jusqu'aux premiers jours d'octobre, ou tant que les pluies d'automne n'ont pas commencé ; et comme le mois de mai est

(1) Voici quel a été l'accroissement du nombre des étrangers venus à Vichy depuis 1853.

1853 — 6,653	1861 — 16,044	1869 — 23,262
1854 — 7,802	1862 — 17,401	1870 — 17,035
1855 — 8,882	1863 — 19,625	1871 — 17,209
1856 — 9,626	1864 — 20,673	1872 — 25,524
1857 — 10,334	1865 — 19,092	1873 — 25,433
1858 — 11,912	1866 — 21,357	1874 — 26,145
1859 — 12,909	1867 — 20,599	1875 — 28,395
1860 — 12,690	1868 — 22,939	1876 — 29,835

habituellement pluvieux, le meilleur temps pour venir à Vichy se trouve certainement du 15 août au
mois d'octobre. L'automne est, en France, la plus
belle saison de l'année, la plus égale, la plus propice
à une médication de ce genre. Il est vrai que beaucoup de personnes ne se trouvent bien autour des
sources minérales que comme dans un salon, lorsqu'il y a cohue et qu'on ne peut plus se retourner.
Le traitement en souffre, et comme un établissement
thermal n'est pas élastique, l'encombrement rend
difficile et insuffisant le service des bains et des
douches, quelque bien organisé qu'il puisse être.
N'importe, il y avait foule, les eaux n'ont pu manquer de faire grand bien. Mais il est inutile d'insister
sur ces considérations extra-médicales.

La nature de la maladie ou de la constitution du
malade doit encore être prise en considération, dans
le choix de la saison que l'on préférera pour l'application du traitement thermal. Les maladies du foie
éviteront particulièrement la saison la plus chaude,
que les individus très-affaiblis et les constitutions
lymphatiques devront rechercher au contraire. On
préférera pour un individu pléthorique, ou sujet aux
congestions actives, une température peu élevée,
tandis qu'un rhumatisant se trouvera mieux dans
des conditions opposées.

Un des points les plus importants dans la direction
du traitement thermal est relatif à la durée qu'il
faut assigner au traitement ; mais c'est celui dont
on s'est préoccupé le moins jusqu'ici, ou plutôt c'est

celui à propos duquel le plus d'absurdités thermales sont commises.

Dans toutes les médications, même les plus innocentes, s'agît-il de sucs d'herbes ou de prises de rhubarbe, la durée en est mesurée avec soin, d'après les circonstances, et le médecin est appelé à en décider. En médecine thermale, il en est autrement. Dans chaque établissement, la saison doit avoir une durée déterminée d'avance, en général de vingt-et-un jours; il en est du moins ainsi à Vichy. Qui a inventé cela ? cette institution remonte dans la nuit des temps. Nous permettrons-nous de reprocher à nos prédécesseurs de s'y être docilement assujettis ? Que vous soyez légèrement indisposé ou gravement atteint, cela n'y fait rien, la saison est de vingt-et-un jours. La première action des malades, à leur arrivée à Vichy, était autrefois de retenir leur place pour le jour du départ, (il n'y avait pas encore de chemin de fer), c'est-à-dire le vingt-et-unième jour au soir ou le vingt-deuxième; ils allaient ensuite consulter un médecin. Si l'on voulait ensuite les retenir davantage, ils jetaient les hauts cris. Si l'on voulait abréger leur traitement, la plupart ne pouvant s'en aller avant le vingt-et-unième jour continuaient leurs bains pour employer le temps. C'est par bains, en effet, que se comptent les jours du traitement, et les femmes ne manquent pas d'ajouter au nombre de jours obligé celui qu'il leur aura fallu soustraire aux bains quotidiens.

Cependant, toutes les saisons ne sont pas de vingt-et-un jours. Quand on se croit très-malade, on s'ordonne deux saisons, c'est-à-dire quarante-deux jours, et lorsqu'un malade entend faire ses deux saisons, il faut habituellement que le médecin en passe par là. Le malade, aux eaux minérales, est essentiellement volontaire. D'ailleurs, deux jours de table d'hôte l'ont mis parfaitement au courant de ce qu'il a besoin de savoir pour se soigner d'autorité. Le médecin, qu'on a appelé ailleurs *ministrans naturæ*, belle et noble servitude, n'est plus là que l'humble valet de la naïade, de ses vieilles habitudes, de ses petites manies, de ses routines séculaires, et de la saison.

La saison de vingt-et-un jours, en réalité, est une chose aussi déraisonnable que l'expression en est incorrecte. Les malades qui viennent à Vichy auraient tous la même maladie, qu'une durée uniforme de traitement serait contraire à toutes les règles de la pratique, chacun devant se trouver impressionné à sa manière par un traitement identique, et les conditions individuelles de tolérance variant pour chaque malade. Mais, à plus forte raison, une telle idée est-elle insoutenable quand il s'agit d'appliquer les eaux à tant d'états divers et même opposés.

La durée du traitement thermal à Vichy doit être soumise, comme la dose des eaux, à l'appréciation de toutes sortes de conditions dépendantes de la nature, de la durée de la maladie, de l'impressionnabilité du malade au médicament, de la saison, etc. Il est rare qu'elle doive être moindre de quinze jours ; elle doit se continuer en général de vingt à trente jours : mais il peut être utile de la prolonger de un à deux mois ou même davantage.

Une des choses encore qui empêchent la bonne direction d'un traitement à Vichy, c'est la nécessité de le presser, de ne point perdre de temps, d'utiliser tous les jours. Il n'en pourra malheureusement jamais être autrement. Si nous trouvons ridicule que les malades fixent eux-même la durée de leur traitement, nous savons bien que la plupart sont dans l'impossibilité d'y consacrer un temps fort long, et cet éloignement de la vie habituelle, des affaires, quelquefois de la famille, qui est un des éléments précieux du traitement thermal, y deviendrait au contraire un sérieux obstacle, si l'on ne parvenait à le restreindre dans de certaines limites. Cependant il faut savoir que si, dans certains cas, il convient de pousser le traitement avec activité et sans interruption, lorsqu'il s'agit d'exercer certaines modifications profondes et rapides sur l'organisme, dans le plus grand nombre de cas, au contraire, il y aurait bénéfice à procéder lentement, par degrés, de manière à pouvoir observer et mesurer à loisir les effets obtenus, de manière enfin à rendre effective une direction qui n'est souvent qu'illusoire.

En résumé, et pour en revenir au véritable sujet de cette lettre, nous croyons qu'on pourrait, à propos d'eaux minérales, restreindre avec avantage la signification du mot *saison* au sens exprimé par le *Dictionnaire de l'Académie :* « Le temps propre pour faire quelque chose. » Cette traduction, si elle n'est pas très-élégante, exprime du moins une chose vraie : c'est qu'il y a un temps meilleur que les autres pour suivre avec le plus de fruit possible un traitement thermal. Seulement nous avons fait comprendre que ce temps n'offrait rien d'absolu, et devait surtout être entendu dans des limites beaucoup plus larges que celles où on l'enferme ordinairement.

Quant à l'acception attribuée au mot *saison*, dans le sens de traitement, elle est également contraire à la langue et à la raison. Pourquoi ne pas s'en tenir au mot *cure*, qui ne signifie pas *guérison*, comme le croient beaucoup de personnes, mais : « *traitement*, pansement de quelque maladie ou blessure. » *(Dictionnaire de l'Académie)*.

LETTRE XV

DE L'USAGE DES EAUX DE VICHY TRANSPORTÉES

Les eaux minérales transportées ne peuvent suppléer au traitement thermal. — Mais elles constituent un médicament effectif. — Altérations que subissent les eaux de Vichy transportées. — Propriétés qu'elles conservent. — Usage des eaux de Vichy transportées. — Choix des sources.

L'usage des eaux minérales loin des sources qui les fournissent ne saurait jamais remplacer un traitement thermal, suivi près des sources minérales elles-mêmes. C'est une chose fort complexe qu'un traitement thermal, et les différents modes d'administration des eaux y jouent un rôle très-important, en dehors des qualités essentielles de l'eau minérale elle-même. En outre, les malades trouvent dans le déplacement et dans le changement de milieu qu'occasionne un voyage vers une de nos stations thermales, des conditions hygiéniques qui, pour la plupart d'entre eux, si ce n'est pour la totalité, prennent une part réelle et importante à la cure.

Cependant, malgré toutes ces considérations qui, bien comprises aujourd'hui, attirent tant de malades aux sources, il ne faut certainement point négliger l'usage des eaux minérales transportées. Elles constituent un médicament effectif qui, pour un certain nombre d'entre elles au moins, peut rendre de très-grands services à la thérapeutique.

Malgré le développement que les eaux minérales transportées ont pris depuis quelques années, leur usage est infiniment trop restreint en raison des services qu'elles peuvent rendre, et, si l'on excepte les eaux de Vichy, certaines sources sulfureuses, et quelques. eaux purgatives au sujet desquelles la préférence est encore souvent donnée, quoique bien à tort, aux eaux artificielles, combien de médecins n'emploient, systématiquement ou non, aucune eau minérale dans leur pratique ?

Pour les uns, cette espèce d'abandon provient de notions insuffisantes sur les propriétés des eaux minérales ; pour les autres, il dépend de l'idée que les eaux minérales transportées ont perdu toutes leurs vertus. Or, il n'est pas plus exact de réduire ainsi à néant l'utilité des eaux minérales prises loin des sources, qu'il ne le serait de prétendre remplacer un traitement thermal par l'usage des eaux à domicile. Un traitement thermal est une *médication*, une eau minérale transportée est un *médicament*. Telle est l'idée qu'il faut se faire, en thérapeutique, de chacun de ces moyens, en n'oubliant pas que les eaux minérales transportées sont elles-mêmes un médicament inimitable.

Il est un très-grand nombre de circonstances où il faut recourir à l'usage des eaux minérales transportées, et leur demander ce qu'elles ont conservé des propriétés des eaux minérales prises à la source. L'éloignement, les affaires, la dépense ne permettent pas toujours de se rendre aux stations thermales indiquées. Si cela est vrai pour les habitants de la

contrée même à laquelle appartiennent ces dernières, combien cela ne doit-il pas s'appliquer aux
habitants de régions éloignées, et, pour ne pas sortir
du cercle d'application des eaux de Vichy, aux
habitants de l'Algérie et des Colonies anglaises et
françaises, qui trouveraient dans l'usage de ces eaux
la médication la mieux appropriée aux suites des
endémies graves et variées qui règnent dans les
régions qu'ils habitent.

J'ai eu occasion, dans de précédentes publications,
d'insister sur les résultats remarquables que l'on
obtient à Vichy par l'emploi combiné de tous les
agents de la médication thermale, dans les maladies
des pays chauds. On observe dans les pays chauds,
et d'autant plus prononcé qu'on se rapproche davantage des régions intertropicales, un état pathologique particulier, résultant lui-même de déterminations morbides variées, telles que hépatites, enté-
rites ou dysenteries, fièvres intermittentes, auxquelles peut s'appliquer justement la dénomination de
cachexie des pays chauds, et qui trouve à Vichy une
médication extrêmement salutaire. L'Algérie, les
côtes de l'Afrique occidentale, les Indes Anglaises,
nos colonies des Antilles, ont depuis vingt ans
envoyé à Vichy une population nombreuse qui a
permis de constater l'influence singulièrement puis-
sante de la médication thermale, dans tous les cas où
des altérations organiques irrémédiables ne présen-
taient pas des obstacles insurmontables à la guérison.

Assurément on ne saurait attendre des eaux de
Vichy transportées des résultats aussi complets.

Mais il est certain que leur usage, ainsi que celui des bains avec les sels de Vichy, agit dans le même sens et représente une des médications les mieux appropriées aux conditions pathologiques que nous venons de signaler.

L'altération la plus ordinaire que subit l'eau de Vichy, transportée et conservée loin des sources, consiste dans le dégagement de l'acide carbonique et la précipitation des carbonates terreux, et aussi du fer peroxydé, lequel entraîne avec lui une partie du principe arsénical. Ces altérations sont proportionnées aux causes qui ont pu les déterminer, et les principales sont l'exposition prolongée au contact de l'air, le bouchage incomplet des bouteilles, leur conservation dans des magasins soumis à des variations de température; on ne peut, en effet, généralement pas savoir dans quelle mesure l'eau minérale aura pu être soumise à chacun de ces accidents, et, par conséquent, quel est au juste son degré d'altération. Aussi est-il très-important de savoir de quels établissements et de quels dépôts proviennent les eaux dont on fait usage.

A Vichy, l'expédition des eaux est faite avec le plus grand soin par la Compagnie fermière et offre en outre la plus sérieuse des garanties : elle a lieu sous la surveillance spéciale du Commissaire du gouvernement, conformément au cahier des charges de la Compagnie concessionnaire. De plus, et par un soin qu'il serait à souhaiter de voir prendre ailleurs pour donner au malade et au médecin une garantie de plus, outre le bouchage mécanique, chaque bouteille est coiffée d'une capsule portant *le millésime de l'année de son puisement*.

Il ne faut donc pas s'exagérer le degré suivant lequel ces causes d'altération peuvent agir sur la composition de l'eau minérale et la modifier après son puisement.

ᵢNous trouvons, dans l'excellent travail de M. Bouquet sur les eaux de Vichy, des renseignements importants sur ce sujet (1).

(1) La consommation des Eaux de Vichy a subi un accroissement encore supérieur à l'augmentation que nous avons signalée plus haut, parmi les visiteurs de l'Etablissement thermal. De 461,894 bouteilles que l'on expédiait en 1853, le chiffre de l'exportation s'est élevé, pour 1876, à 3,408,090 bouteilles. C'est certainement un fait très-remarquable que l'introduction dans la thérapeutique, en telle proportion, d'un agent qu'il y a quelques années encore on n'employait que d'une manière si restreinte. Il y a là une question autant économique que médicale et qui mérite de fixer l'attention.

Voici le tableau comparatif de l'expédition des bouteilles d'Eeau de Vichy, depuis la mise en ferme des source de l'Etat, de 1853 à 1876.

ANNÉES.	BOUTEILLES.	ANNÉES.	BOUTEILLES.
1853	461,894	1865	1,933,672
1854	481,312	1866	2,064,919
1855	563,742	1867	2,011,808
1856	662,769	1868	2,416.396
1857	699.662	1869	2,456.357
1858	754,210	1870	2,159,495
1859	946,356	1871	2,252,234
1860	1,037,009	1872	2,767,701
1861	1,193,072	1873	2,901,043
1862	1,211,785	1874	2,993.843
1863	1,502,940	1875	3,410.933
1864	1,678,400	1876	3,408.000

M. Bouquet a toujours constaté une perte d'acide carbonique dans les eaux de Vichy transportées, laquelle égalait, en général 10 pour 100 de la quantité totale. L'eau de la source des *Célestins* et celle d'*Hauterive*, seules, n'en avaient subi qu'une perte insignifiante, tandis que celle de la source *Lucas* en avait perdu 18 pour 100. En somme, malgré la perte éprouvée, il restait non-seulement une quantité d'acide carbonique suffisante pour constituer à l'état de bicarbonates les bases alcalines et terreuses, mais encore de l'acide carbonique libre.

L'expérience suivante, dans laquelle les conditions d'altération de l'eau ont été poussées le plus loin possible et ne sauraient se reproduire dans la pratique, donne une idée de la manière dont l'eau de Vichy peut s'altérer, et aussi des limites dans lesquelles elle peut résister à la décomposition de ses principes.

Dix litres d'eau de la *Grande-Grille* ont été versés dans de grandes capsules de porcelaines placées, pendant quinze jours, dans une pièce inhabitée dont la température a varié, pendant ce temps, entre 5 et 15°.

Cette eau avait perdu, au bout de ce temps, 53 pour 100 de son acide carbonique, perte à laquelle M. Bouquet attribue, à peu près exclusivement, la formation du précipité insoluble qui fut recueilli. En effet, la presque totalité de la chaux et les trois quarts de la magnésie s'étaient séparés à l'état de carbonates neutres et, avec ces bases, il s'était précipité un tiers de la silice. Une partie de la magnésie, une très-petite quantité de chaux, la totalité des alcalis et de l'acide chlorhydrique, enfin presque tout l'acide sulfurique, étaient restés en dissolution ; mais la proportion de l'acide carbonique dissous était descendue de 4 gr. 418 à 2 gr. 083, et cette proportion étant de beaucoup inférieure à celle qui est nécessaire pour constituer à l'état de bicarbonates les bases alcalines et terreuses restées en dissolution, une partie des alcalis, potasse et soude, se trouvait dans la liqueur à l'état de carbonates neutres. Un bon bouchage des bouteilles pour l'expédition des eaux a donc une importance capitale.

Il est une autre altération qui provient, non plus du dégagement de l'acide carbonique, mais de l'action oxydante de l'atmosphère : elle est relative au protoxyde de fer et à l'acide arsénique, qui l'accompagne, en général, d'une manière proportionnelle.

M. Bouquet s'est assuré que les eaux minérales ferrugineuses de Vichy perdent, aussitôt après leur émergence, une partie de leur protoxyde de fer et de leur acide arsénique. L'élimination de ces deux principes est déterminée par l'action oxydante de l'air ; mais, cette première action de l'oxygène atmosphérique épuisée, ces eaux retiennent dans un état de dissolution beaucoup plus stable la portion du principe ferrugineux qu'elles ont conservée. Les dosages comparés du protoxyde de fer, effectués sur ces eaux avant et après leur transport à Paris, établissent en outre, de la manière la plus positive, que la quantité de ce protoxyde resté dissous par elles, même après un long voyage, n'est pas de beaucoup inférieure à celles qu'elles renferment à la source même.

En résumé, nous voyons que les eaux de Vichy sont soumises à deux causes d'altération : l'altération par oxydation et celle par perte d'acide carbonique.

Maintenant que nous savons à quel médicament nous avons affaire, esquissons rapidement les principales indications auxquelles l'eau de Vichy transportée peut satisfaire ; nous parlerons ensuite du meilleur mode d'administration de ces eaux, du choix des sources, etc. C'est cette dernière partie qui est le principal objet de ce travail.

On peut vouloir, au moyen de l'eau de Vichy, agir spécialement sur les conditions locales de l'estomac, ou bien adresser ce médicament à quelque état organique distant et particulier, ou bien, enfin, constituer une médication générale ou diathésique.

On fait un fréquent usage des eaux dans les gastralgies où l'on suppose qu'il s'opère dans l'estomac une sécrétion exagérée d'acides, mais qu'il nous semble plus exact de considérer, dans la plupart des cas au moins, comme un état d'exaltation nerveuse de l'estomac, tel que les acides normaux n'y sont supportés que douloureusement ou sont rejetés au dehors. Cependant, on ne peut nier qu'il n'y ait des cas où l'estomac se trouve le siége de réactions acides à des époques éloignées des digestions et alors qu'il ne devrait s'y passer que des réactions alcalines.

Dans les cas sans nombre où l'on a affaire, non

11

plus à cet état particulier d'exaltation nerveuse de
l'estomac, mais à ces dérangements de digestion que
l'on range, d'une manière générale, sous·la dénomination de dyspepsie et, en réalité, dans tous les cas
où le traitement thermal de Vichy pourrait être
indiqué, les eaux de Vichy transportées sont une
médication excellente.

C'est surtout au traitement des maladies du foie,
de la gravelle ou du diabète, que les eaux de Vichy
transportées prennent une part importante. Beaucoup de médecins croient, à tort, pouvoir prescrire
indifféremment l'eau de Vichy ou le bicarbonate de
soude dans la gravelle urique. Le bicarbonate de
soude a sur le symptôme essentiel de la maladie,
l'apparition du sable dans les urines, une influence
directe et marquée ; mais on ne fait guère par là
que la médecine du symptome. Si l'on veut faire la
médecine de la maladie, il faut autre chose. Il est
plus d'une manière d'attaquer la disposition ou la
diathèse qui préside à cette formation de graviers
uriques, par des moyens hygiéniques surtout. Quant
aux médications proprement dites, le traitement
thermal de Vichy offre l'une des plus efficaces, au
point de vue curatif, et l'eau de Vichy transportée,
sans le remplacer, s'en rapproche tout autrement
qu'une simple solution de bicarbonate de soude.

Nous en pourrions dire autant du diabète dans
lequel les eaux de Vichy sont devenues, à juste
titre, le complément ordinaire du traitement diététique et hygiénique de cette maladie. Au point de vue
de sa curation palliative, même administrées de

la manière la plus complète possible, elles ne sont certainement pas le dernier mot de la thérapeutique dans le diabète, mais elles constituent aujourd'hui la plus précieuse ressource dont nous puissions disposer contre cette opiniâtre maladie. Nous pouvons en dire autant au sujet de la goutte.

Il est certain, du reste, que ce n'est pas seulement à Vichy qu'on apprend à connaître les ressources qui se peuvent tirer de l'eau de Vichy transportée, et les praticiens expérimentés savent très-bien saisir les indications qui en réclament l'usage, soit comme médicament passager, soit d'une manière continue. Ce que fort peu connaissent, c'est ce qui est relatif à certaines conditions d'administration de l'eau de Vichy transportée, au choix des sources surtout. Nous allons donner quelques éclaircissements sur ce sujet.

L'idée dominante est celle qui attribue à chacune d'entre elles des caractères de spécificité, et l'on ne manque guère de conseiller d'avance aux malades que l'on envoie à Vichy l'eau des *Célestins* s'ils ont la goutte ou la gravelle, celle de la *Grande-Grille* s'ils ont une maladie de foie, etc., ignorant que l'eau des *Célestins* peut être très-nuisible à des goutteux ou à des graveleux qui se traiteront avec autant d'efficacité à d'autres sources ; que celle de la *Grande-Grille* peut être entièrement contre-indiquée dans une maladie du foie, sans aucun détriment pour le malade, qui se trouvera parfaitement alors de l'eau de l'*Hôpital.* Je me suis précédemment expliqué sur ce sujet.

Le choix des différentes sources de Vichy est
subordonné, non pas précisément à la nature ou au
siége de la maladie que l'on vient traiter, mais aux
conditions particulières de l'appareil digestif qui
reçoit la première impression du médicament et aux
conditions générales de l'organisme. C'est dans ce
sens que le mode d'administration des eaux de
Vichy, à Vichy même, offre une grande importance,
à ce point, que non-seulement la réussite, mais
même la tolérance du traitement, en dépende souvent à peu près exclusivement.

Mais lorsqu'il s'agit des eaux transportées, les
principes qui doivent présider à leur administration
sont tout autres.

Une partie des différences qui existaient entre ces
sources relativement à la température, à la proportion d'acide carbonique libre, se sont effacées. Ce
qu'il faut surtout considérer, c'est le degré d'intégrité relative qu'elles sont susceptibles de conserver
dans leur composition et dans leurs propriétés.

Voici, d'après le tableau dressé par M. Bouquet,
l'ordre suivant lequel les principales sources dont il
est ici question perdent leur acide carbonique, en
commençant par celles qui en perdent le moins :
1. *Lardy* ; 2. *Grande-Grille* et *Puits-Chomel* ;
3. *Hauterive* ; 4. *Hôpital* ; 5. *Source Lucas*.

Mais, si nous considérons, non plus la proportion
d'acide carbonique perdue par le transport, mais la
quantité que chacune de ces eaux retient après ce
transport et qui est constituée autant par la proportion inhérente à chacune d'elles que par la quantité

conservée, nous trouvons un ordre différent : 1. *Lardy ;* 2. *Hauterive ;* 3. *Célestins ;* 4. *Grande-Grille ; Puits Chomel ;* 5. *Lucas ;* 6, *Hôpital.*

Ce tableau est presque identique avec celui que nous eussions dressé, avant l'analyse de M. Bouquet, pour représenter le degré d'efficacité que nous attribuons aux eaux transportées et l'usage que nous en faisons : 1. *Hauterive ;* 2. *Célestins ;* 3 *Lardy* et source de *Mesdames ;* 4. *Grande-Grille.*

Telles sont, suivant nous, les seules sources qu'il puisse être utile de prescrire. Nous ne voyons pas quelle pourrait être l'utilité spéciale de la source *Lucas,* laquelle, du reste, n'est presque jamais conseillée et, quant à l'eau de l'*Hôpital,* elle est encore beaucoup trop souvent prescrite à distance de Vichy et nous croyons qu'on devrait entièrement renoncer à son usage dans de pareilles conditions. Il est possible que ce soit à la matière organique qu'elle renferme, en proportion beaucoup plus considérable que les autres sources, qu'elle doit d'être habituellement mal tolérée par l'estomac et de présenter souvent une odeur d'hydrogène sulfuré fort désagréable. C'est de toutes les sources de Vichy celle qui perd le plus complétement sa propre sapidité par le transport.

La source d'*Hauterive* est la plus propre à remplacer, à distance, l'eau de Vichy qui ne peut être prise sur place : sa sapidité remarquable et la facilité avec laquelle elle est supportée par l'estomac ne la recommandent pas moins que les excellents résultats thérapeutiques qu'elle fournit. Et, comme loin de

Vichy les applications spéciales de ces différentes sources s'effacent, c'est la source d'*Hauterive* que je prescris moi-même, dans l'immense majorité des cas, et de quelque maladie qu'il s'agisse.

A défaut d'*Hauterive* ou des *Célestins*, la *Grande-Grille* est la seule source, en dehors des ferrugineuses, à laquelle il convienne de recourir.

Certaines sources de Vichy rendent de grands services à titre de ferrugineuses et permettent de satisfaire, pendant le traitement thermal, à des indications d'une importance capitale. S'il est vrai qu'il convient de garantir les établissements thermaux, et Vichy en particulier, contre les abus du forage et contre la facilité dangereuse que l'on a de multiplier les sources minérales, il serait injuste de méconnaître que c'est à des puits artésiens que Vichy doit ce précieux complément aux richesses thérapeutiques qui lui appartiennent. Cependant les médecins de Vichy n'avaient pas jusqu'ici attribué une grande valeur à ces eaux ferrugineuses transportées. Les analyses de M. Bouquet viennent de réhabiliter ces dernières, en montrant qu'elles perdent leurs principes ferrugineux en moindre proportion qu'on ne le pensait.

Les deux sources de Vichy qui peuvent être usitées à titre de ferrugineuses sont les sources *Lardy* et de *Mesdames*.

M. Bouquet trouve avant le transport :
Dans la source *Lardy*......... 0,013 gr. de fer.
Dans la source de *Mesdames*.. 0,012

Après le transport :

Source de *Mesdames*... 0,011 perte...... 0,001
Source *Lardy*.......... 0,010 perte...... 0,003

La différence, bien que peu considérable, laisse cependant l'avantage à la source de *Mesdames*.

On prescrit le plus souvent l'eau de Vichy (transportée) aux repas. Ce n'est pas une mauvaise pratique, bien qu'elle soit appliquée d'une manière trop banale et sans raison déterminée. Les sécrétions gastriques, nécessaires à la digestion, sont favorisées par la présence de l'eau alcaline, et l'absorption de celle-ci ne s'en exerce qu'avec plus d'activité. Le mélange avec le vin, malgré les quelques décompositions qu'il détermine et qui troublent la couleur de ce dernier, n'apporte aucune altération dans les propriétés de l'un ni de l'autre des liquides mélangés. Le tartrate acide de potasse (crême de tartre) du vin déplace avec effervescence l'acide carbonique de l'eau de Vichy, donne naissance à un tartrate double de potasse et de soude, et met le fer à nu. J'ai reconnu que l'urine s'alcalise aussi rapidement par l'usage d'eau de Vichy coupée de vin, que d'eau de Vichy pure.

L'eau de Vichy transportée peut aussi se prendre à jeûn, comme on le fait dans le traitement thermal, mais toujours à moindre dose. Quelques personnes ont l'habitude de la faire réchauffer dans le but de la rapprocher des conditions où elle se trouve naturellement. Ceci n'aurait pas d'effet pour l'eau d'*Hauterive* qui n'a que 16° ; mais, dans tous les cas, c'est une mauvaise pratique, propre seulement à ajouter au degré d'altération que l'eau peut avoir déjà subie par les diverses circonstances auxquelles elle a pu être soumise. Si l'estomac ne pouvait supporter le contact d'un liquide aussi froid, l'hiver surtout, il vaudrait mieux, au moment de la boire, y ajouter un peu d'eau ou de lait ou d'une infusion quelconque, à une température assez élevée pour tiédir l'eau minérale, sous un petit volume.

LETTRE XVI.

SELS DE VICHY.

Procédés usités pour l'extraction des Sels. — Sels pour
boisson et pour bains. — Pastilles de Vichy.

Si les *dérivés* des eaux minérales, comme on appelle
aujourd'hui les produits que l'on en extrait dans
un but médical, ne peuvent en aucune façon prétendre à représenter ces eaux elles-mêmes, ils n'en peuvent pas moins fournir des préparations utiles et
qui gardent de leur origine quelque chose de distinct
des préparations purement artificielles. Il importe
de n'en pas surfaire la valeur, mais il n'importe pas
moins d'en reconnaître l'utilité.

Les premiers essais tentés sur les eaux de Vichy
avaient eu pour objet d'extraire les Sels :

1° Soit en faisant tomber l'eau minérale sur des
plaques de fonte émaillées et en contact avec de la
vapeur ; 2° soit en les évaporant dans des chaudiè-
res à une pression de plusieurs atmosphères ; 3° soit
en les évaporant à feu nu dans de grands bacs en
tôle.

De nombreux et successifs perfectionnements,
auxquels plusieurs chimistes éminents, MM. Pelouze,
Frémy, Lefort, etc., ont bien voulu concourir, ont
amené au procédé actuel d'extraction dont je vais
essayer de donner une idée.

Mais il faut auparavant expliquer la disposition des laboratoires où se manipulent les sels.

Ils se peuvent diviser en deux parties distinctes :

1° L'extraction et l'évaporation des Sels. — Cette opération a lieu au rez-de-chaussée et dans les caves, et comprend : l'évaporation de l'eau, le séchage, la saturation par l'acide carbonique et la manipulation ;

2° La fabrication des Pastilles.

Occupons-nous d'abord des Sels.

Leur extraction des eaux se fait de deux manières différentes : soit qu'il s'agisse des Sels pour boisson, soit qu'il s'agisse des Sels pour bains.

Les *Sels pour boisson* sont obtenus par une cristallisation à froid.

Voici comment se pratique l'opération :

L'eau est amenée de la source, à l'aide d'une pompe, dans de grands bacs en tôle chauffés à une température de 20 degrés.

Elle y séjourne le temps nécessaire pour que l'acide carbonique s'évapore ; les carbonates de chaux se déposent ; après quoi, les eaux, qui ne sont plus calcaires, descendent, à l'aide d'un syphon, dans un grand bac de tôle où on les fait bouillir à feu nu jusqu'à ce qu'elles soient ramenées à 24 degrés de l'aréomètre.

Ceci fait, elles sont transportées dans les cristallisoirs. Les cristaux s'attachent, au fur et à mesure du refroidissement, aux parois de cuves en pierre.

Les eaux mères, qui sont incristallisables, sont retirées à part ; quant aux cristaux, il sont détachés, soumis à la saturation dans des chambres d'acide carbonique, portés au séchoir ; puis on les pulvérise, et cette poudre sert pour la confection de la boisson artificielle et des pastilles.

Pour obtenir les *Sels pour bains,* le procédé est aussi simple.

Les eaux mères qui n'ont pas servi dans la cristallisation des sels pour boissons et pastilles sont mélangées avec les eaux venant des sources. Le tout se travaille dans de grands bacs en tôle et est ramené, au lieu de 24 degrés, à 34 ou 36 degrés de l'aréomètre. On laisse refroidir ; et sur un feu doux et continu qui laisse échapper le reste de l'eau douce, on enlève peu à peu les cristaux, à mesure qu'ils se forment, jusqu'à ce que le bac soit complètement à sec ; car, dans cette opération, rien n'est perdu ; mais il faut le plus grand soin pour éviter les accidents.

La cristallisation obtenue est confuse, les cristaux sont imperceptibles, le sel est pour ainsi dire en pâte.

Le tout sèche, se pulvérise et est dosé ensuite suivant la proportion nécessaire pour l'usage balnéaire.

L'utilisation des eaux mères permet de livrer ces sels à un prix relativement minime.

Si l'on ne compte encore à Vichy que 1,000 malades étrangers en moyenne, pour 8,000 malades de France, le chiffre des bouteilles d'eau de Vichy expédiées dépasse de beaucoup le chiffre énorme de trois millions.

Il était donc fort important de rendre facilement abordable l'usage des Bains qui est le complément naturel, et presque toujours indiqué, de l'usage des eaux en boisson. Ceci intéresse en particulier les habitants de nos colonies, comme des colonies étrangères, pour lesquels le traitement de Vichy à distance est si souvent et si utilement réclamé.

Les *Pastilles de Vichy* sont bien connues : toutefois leur application ne remonte pas au-delà de 1822. Darcet, ayant remarqué que le bi-carbonate de soude était la substance la plus active des eaux de Vichy, eut l'idée d'en faire des pastilles auxquelles il donna le nom de *Pastilles de Vichy*. C'est avec les *Sels extraits des Eaux de Vichy* que sont aujourd'hui confectionnées les Pastilles provenant de l'Etablissement thermal de Vichy, conformément à la formule de Darcet, sauf la substitution de ces sels au bicarbonate de soude.

Maintenant, quelle est la valeur thérapeutique qu'il faut attribuer à ces produits des eaux de Vichy?

Les sels extraits des eaux de Vichy employés en boisson, en bains, en pastilles, ont-ils une efficacité supérieure au bicarbonate de soude ? Je n'hésite pas à répondre affirmativement, au moins pour ce qui concerne les bains. Ceux-ci, tout en présentant toutes les propriétés du bicarbonate de soude, empruntent aux sels qu'ils retiennent après l'évaporation des eaux des qualités plus toniques et reconstituantes, peut-être quelque chose de plus encore qu'il est difficile de déterminer et que l'expérience permettra sans doute de constater.

Quant aux sels pour boisson, je ne crois pas devoir en recommander l'emploi ; la facilité de faire usage de l'eau de Vichy transportée diminue singulièrement l'intérêt de leurs applications. Il est certain

tain qu'ils ne peuvent en aucune façon la remplacer : ils ne constituent pas du reste une boisson agréable.

Je ne saurais dire encore en quoi les pastilles préparées avec les sels de Vichy diffèrent des pastilles préparées avec le bicarbonate de soude ; ce qu'il y a de certain, c'est qu'elles sont au moins aussi bien appropriées aux différentes sortes de dyspepsies dans lesquelles cette préparation, presque insignifiante en apparence, rend cependant de si bons services.

En résumé, cette médication amoindrie se trouve indiquée dans toutes les circonstances où convient le traitement thermal de Vichy, soit pour venir en compléter les effets, soit pour y suppléer lorsqu'on est dans l'impossibilité d'y recourir directement.

FIN.

TABLEAUX ANALYTIQUES

APPENDICE (Voyez LA LETTRE III).

TABLEAU comprenant les proportions des divers principes, acides et basiques, contenus dans un litre de chacune des eaux minérales du bassin de Vichy.

DÉSIGNATION DES LOCALITÉS / Dénomination des Sources.	VICHY					
	Grande-Grille.	Puits-Chomel.	Puits-Carré.	Lucas.	Hôpital.	Célestins.
Acide carbonique	4.418	4.429	4.418	5.348	4.719	4.705
» sulfurique	0.164	0.164	0.164	0.164	0.164	0.164
» phosphorique	0.070	0.033	0.015	0.033	0.025	0.050
« arsénique	0.001	0.001	0.001	0.001	0.001	0.002
» borique	traces	traces	traces	traces	traces	traces
» chlorydrique	0.334	0.334	0.334	0.324	0.324	0.334
Silice	0.070	0.070	0.068	0.050	0.050	0.060
Protoxyde de fer	0.002	0.002	0.002	0.002	0.002	0.002
Protoxyde de manganèse	traces	traces	traces	traces	traces	traces
Chaux	0.169	0.166	0.164	0.212	0.222	0.180
Strontiane	0.002	0.002	0.002	0.003	0.003	0.003
Magnésie	0.097	0.103	0.107	0.088	0.064	0.105
Potasse	0.123	0.192	0.196	0.146	0.228	0.163
Soude	2.488	2.536	2.448	2.501	2.500	2.560
Matière bitumineuse	traces	traces	traces	traces	traces	traces
Totaux	7.997	8.042	7.916	8.887	8.302	8.327

Poids des résidus de sels fixes, déterminés expérimentalement d'acides et de bases inscrites ci-dessus ; rapports

Poids des résidus fixes	5.208	5.248	5.160	5.204	5.264	5.320
Poids des sels neutres	5.249	5.351	5.181	5.244	5.326	5.388
Les poids des résidus sont à ceux des sels neutres comme 100 est à	100.76	101.98	100.40	100.76	101.17	101.37

VICHY			VAISSE	HAUTE-RIVE.	ROUTE de CUSSET	CUSSET			SAINT-YORRE.
Nouveaux Célestins	Source du Parc	Lardy.	Puits de Vaisse.	Puits d'Hauterive.	Meulanes	l'Abattoir.	Sainte-Marie.	Elisabeth.	Source Saint-Yorre.
4.647	5.071	5.499	4.831	5.640	5.029	5.376	5.329	5.489	4.957
0.177	0.177	0.177	0.137	0.164	0.141	0.164	0.192	0.192	0.153
traces	0.076	0.044	0.088	0.025	traces	traces	traces	traces	traces
0.002	0.001	0.002	0.001	0.001	0.002	0.002	0.002	0.002	0.001
traces	traces	traces	traces	traces	traces	traces	traces	traces	traces
0.344	0.344	0.334	0.318	0.334	0.222	0.334	0.283	0.293	0.324
0.065	0.065	0.065	0.041	0.071	0.032	0.032	0.026	0.024	0.032
0.020	0.002	0.013	0.002	0.002	0.012	0.018	0.024	0.010	
traces	traces	traces	traces	traces	traces	traces	traces	traces	traces
0.272	0.239	0.276	0.265	0.168	0.235	0.282	0.267	0.275	0.200
0.003	0.003	0.003	0.003	0.002	0.002	0.003	0.002	0.002	0.003
0.177	0.068	0.076	0.122	0.160	0.136	0.170	0.148	0.147	0.153
0.120	0.151	0.273	0.115	0.098	0.098	0.142	0.133	0.131	0.121
2.124	2.500	2.486	1.912	2.368	1.557	2.531	2.344	2.387	2.400
traces	traces	traces	traces	traces	traces	traces	traces	traces	traces
7.952	8.687	9.248	7.835	9.039	7.866	9.054	8.789	8.972	8.873

sommes des sels neutres calculées d'après les proportions existant entre ces deux quantités.

4.808	5.280	5.458	4.508	4.960	3.120	4.420	5.480	5.092	5.160
4.883	5.283	5.533	4.355	5.036	3.148	4.344	5.472	5.132	5.238
101.56	101.05	101.41	9.70	101.57	100.34	98.10	101.08	101.07	101.51

(APPENDICE Voyez LA LETTRE III).

TABLEAU comprenant les quantités des divers composés salins, minérales du hypothétiquement attribués à un litre de chacune des eaux bassin de Vichy (1).

DÉSIGNATION DES LOCALITÉS / Dénomination des Sources.	VICHY					
	Grande-Grille.	Puits Chomel.	Puits-Carré.	Lucas	Hôpital	Célestins.
Acide carbonique libre.....	0.90?	0.768	0.876	1.751	1.067	1.049
Bicarbonate de soude	4.883	5.091	4.893	5.004	5.029	5.103
» de potasse	0.352	0.371	0.378	0.282	0.440	0.313
» de magnésie	0.303	0.388	0.335	0.273	0.290	0.328
» de strontiane..........	0 303	0.003	0.003	0.005	0.005	0.005
» de chaux.............	0.434	0.427	0.421	0.545	5.570	0.462
» de protoxyde de fer....	0.004	0.004	0.004	0.004	0.004	0.004
» de protoxyde de manganèse.	traces	traces	traces	traces	traces	traces
Sulfate de soude	0.291	0.291	0.291	0.291	0.291	0.291
Phosphate de soude........	0.130	0.070	0.028	0.070	0.046	0 091
Arséniate de soude........	0.002	0.002	0.002	0.002	0.002	0.002
Borate de soude............	traces	traces	traces	traces	traces	traces
Chlorure de sodium........	0.534	0.534	0.534	0.518	0.518	0.534
Silice	0.070	0.070	0.068	0.050	0.050	0.060
Matière organique bitumineuse..	traces	traces	traces	traces	traces	traces
Totaux.............	7.814	7.959	7.833	8.797	8.222	8.244

(1) Ces tableaux sont empruntés au remarquable travail que M. Bouquet a adressé

VICHY			VAISSE	HAUTE-RIVE.	ROUTE de CUSSET	CUSSET			SAINT-YORRE.
Nouveaux Célestins	Source du Parc	Lardy.	Puits de Vaisse.	Puits d'Hauterive.	Mesdames	l'Amatoir.	Sainte-Marie.	Élisabeth.	Source Saint-Yorre.
1.299	1.555	1.750	1 968	2.183	1.908	1.405	1.642	1.770	1.333
4.101	4.887	4.910	3.837	4.687	4.016	5.110	4.753	4.837	4.581
0.234	0.292	0.327	0.212	0.189	0.274	0.262	0.233	0.233	
0.584	0.213	0.283	0.382	0.501	0.425	0.532	0.463	0.460	0.479
0.005	0.008	0.005	0.005	0.003	0.005	0.005	0.003	0.002	0.005
0.699	0·614	0.710	0.601	0.432	0.604	0.735	0.602	0.707	0.614
0.044	0.004	0.028	0.004	0.017	0.026	0.040	0.063	0.022	0.010
traces	traces	traces	traces	traces	traces	traces	traces	traces	traces
0.314	0.314	0.314	0.213	0.291	0.250	0.291	0.340	0·340	0.291
traces	0.140	0.081	0.102	0.046	traces	traces	traces	traces	traces
0.003	0.002	0.003	0.002	0.002	0.003	0.003	0.003	0.003	0.002
traces	traces	traces	traces	traces	traces	traces	traces	traces	traces
0.550	0.550	0.534	0.508	0.534	0.355	0.534	0 453	0.468	0.518
0.065	0.035	0.065	0.041	0.071	0.035	0.032	0.025	0.034	0.032
traces	traces	traces	traces	traces	traces	t aces	traces	traces	traces
7.863	8.061	9.165	7.755	8.060	7.811	8.971	8.669	8.69?	8.20?

À l'Académie des sciences, sur la composition chimique des Eaux de Vichy.

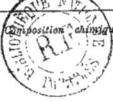

TABLE DES MATIÈRES

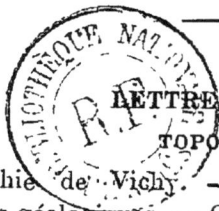

LETTRE XIII.

MALADIES DE L'UTÉRUS.

LETTRE XIV.

LA SAISON THERMALE.

LETTRE XV.

DE L'USAGE DES EAUX TRANSPORTÉES

LETTRE XVI.

SELS DE VICHY.

Vichy. — Imp. Wallon.

OUVRAGES
DU MÊME AUTEUR

Traité du ramollissement du cerveau (couronné par l'Académie de médecine), 1843, un vol. in-8° de 560 pages.

Traité thérapeutique des eaux minérales de la France et de l'Etranger, et de leur emploi dans les maladies chroniques. — Deuxième édition, 1862, un vol. in-8° de 773 pages, avec une carte.

Dictionnaire général des Eaux minérales et d'hydrologie médicale, en collaboration avec MM. Le Bret, Lefort et Jules François, 1860, 2 vol. in-8°, 1664 pages.

Traité pratique des maladies chroniques, 1868, 2 vol. in-8°, 1402 pages.

Traité pratique des maladies des vieillards, deuxième édition, 1873, 1 vol. in-8° de 815 pages.

Traité clinique et thérapeutique du Diabète, 1869, 1 vol. in-12, de 484 pages.

Les eaux minérales et les maladies chroniques, leçons professées à l'école pratique, 1874, 1 vol. in-12 de 227 pages.

La vie irrégulière et la condition des femmes en Chine, 1876, broch. in-8° de 16 pages.

Une Mission médicale en Chine. — Les conditions sanitaires des ports ouverts au commerce étranger en Chine, 1877, 1 vol. in-8° de 110 pages.

Vichy. — Imp. Wallon.

www.ingramcontent.com/pod-product-compliance
Lightning Source LLC
Chambersburg PA
CBHW060550210326
41519CB00014B/3420